ETUDE

SUR

LA SCARLATINE

CLINIQUE — THÉRAPEUTIQUE — ÉPIDÉMIOLOGIE

PAR

Le Dr Franz-Louis BAUR

Médecin stagiaire au Val-de-Grâce.

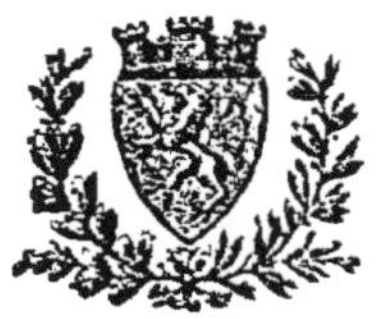

LYON

A. REY, IMPRIMEUR-ÉDITEUR DE L'UNIVERSITÉ

4, RUE GENTIL, 4

—

1908

ÉTUDE
SUR
LA SCARLATINE

CLINIQUE. — THÉRAPEUTIQUE. — ÉPIDÉMIOLOGIE

ETUDE

SUR

LA SCARLATINE

CLINIQUE — THÉRAPEUTIQUE — ÉPIDÉMIOLOGIE

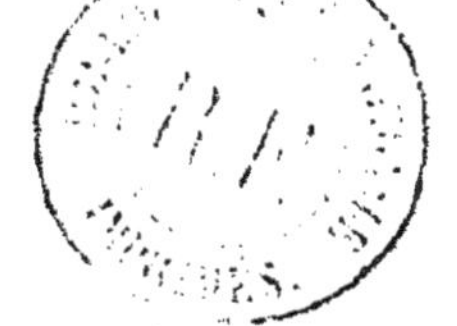

PAR

Le Dr Franz-Louis BAUR

Médecin stagiaire au Val-de-Grâce.

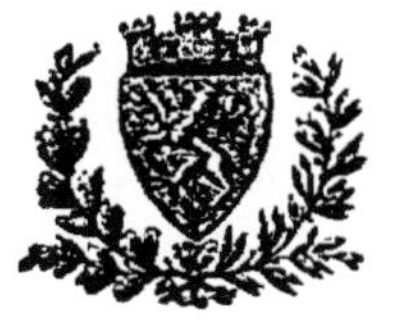

LYON

A. REY, IMPRIMEUR-ÉDITEUR DE L'UNIVERSITÉ

4, RUE GENTIL, 4

1908

A LA MÉMOIRE DE MON PÈRE

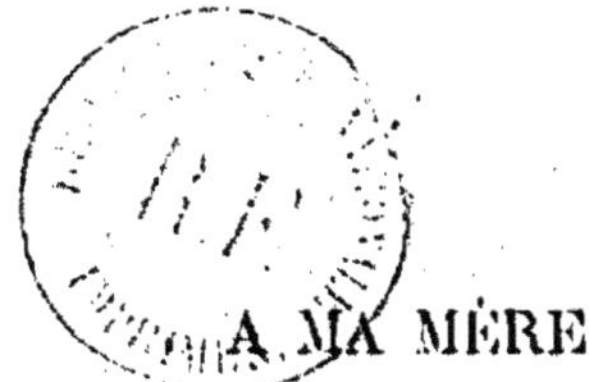

A MA MÈRE

Je dédie ces quelques pages, bien faible témoignage de mon affection.

A MA SŒUR

A MON FRÈRE

Médecin-Major de l'Armée.

A Monsieur le Professeur Jules COURMONT

Professeur d'hygiène à la Faculté de médecine,
Médecin des Hôpitaux,
Chevalier de la Légion d'honneur.

*Qui nous fait aujourd'hui le grand
honneur de présider notre thèse.*

A M. le Médecin-Major de 1ᵉ classe BRAUN

*Auquel nous devons l'idée première
de ce travail.*

A Monsieur le Professeur Agrégé LESIEUR

*Qu'il soit assuré de notre profonde
gratitude pour le bienveillant intérêt qu'il nous a témoigné au
cours de nos recherches.*

A MES MAITRES CIVILS ET MILITAIRES

AVANT-PROPOS

De toutes les collectivités organisées dont les éléments vivant ensemble se trouvent placés chaque jour dans des conditions d'existence rigoureusement identiques, l'armée présente la réceptivité la plus particulière aux affections contagieuses et épidémiques, aux fièvres éruptives en particulier. La vie en commun, une hygiène quelquefois insuffisante dans des locaux encombrés, des désinfections incomplètes que l'on suppose consciencieuses, tout cela est bien fait pour favoriser un contage et en assurer la permanence. Ajoutons à ces conditions étiologiques accessoires la déchéance du terrain, les fatigues multiples supportées par des organismes encore en formation et nous aurons l'explication de ces épidémies longues et tenaces, dont il est si difficile de tarir la source. Souvent en effet, malgré un isolement rigoureux, toutes mesures prophylactiques prises, on voit dans l'armée, l'épidémie passer d'un corps à un autre comme dans la population civile, frapper à peu distance des quartiers éloignés, sans découvrir le lien réunissant entre eux les différents cas. Cette même épidémie peut surgir tout à coup dans un quartier, dans un village, où depuis de longues années elle n'avait fait aucune apparition. Quelle explication donner de ces faits ? Il y a là une inconnue difficile à résoudre. S'agit-il de la persistance d'un produit virulent disséminé dans le milieu extérieur ; ou bien y a-t-il reviviscence de ce germe encore inconnu sous des influences dont la condition demeure ignorée. Y a-t-il nouvel apport du germe infectieux par un sujet contaminé loin de la collectivité dans laquelle son retour fait éclore de nouveaux cas ? Enfin les cas méconnus, les cas frustes, d'autant plus redoutables qu'ils échappent à toute surveillance, n'interviennent-ils pas pour une large part dans la production des épidémies ?

On comprend donc toute l'importance qu'il y a à dépister, dès le début, la naissance de ces véritables rafales infectieuses et à en enrayer la marche envahissante. La question de temps est ici très importante, et un diagnostic précoce établi dans une collectivité, ce sera souvent une épidémie arrêtée dès l'origine.

Nous tenions à rappeler par ces considérations épidémiologiques l'importance du diagnostic précoce associé aux mesures prophylactiques appliquées dès la première manifestation épidémique.

Nous avons été amené à étudier particulièrement une épidémie de scarlatine dont nous avons suivi personnellement les 100 premiers cas. Cette épidémie se manifesta sur la garnison de Lyon de novembre 1907 à juin 1908, et tous les militaires atteints furent soignés dans le service des contagieux de l'hôpital militaire Desgenettes.

Nous nous sommes efforcé de rechercher l'ensemble clinique permettant de faire dans la majorité des cas le diagnostic précoce de scarlatine, d'après les cas observés.

Nous avons fait suivre cette étude d'un aperçu thérapeutique de cette fièvre éruptive.

Nous terminons enfin par un résumé épidémiologique concernant cette question si controversée actuellement de la contagion de la scarlatine et de sa prophylaxie.

Avant d'aborder l'étude de notre sujet, nous tenons à acquitter la dette de reconnaissance que nous avons contractée envers ceux qui, au cours de nos études médicales, ont bien voulu s'intéresser à nous.

Nos remerciements iront tout d'abord à nos premiers maîtres de la Faculté de Médecine de Nancy. Nous remercions particulièrement notre cousin, le professeur Herrgott, chez lequel nous avons toujours rencontré le plus cordial accueil. MM. G. Michel, André, L. Spillmann, Richon, Weber, ont contribué pour une large part à notre instruction médicale. Nous conserverons le meilleur souvenir de leur enseignement et de leur grande affabilité.

À l'école du Service de Santé Militaire, M. le médecin-major de première classe Braün voulut bien nous confier la rédaction de ce travail : Puisse-t-il répondre dans la mesure du possible à ce que l'on attendait de nous. Nous devons beaucoup à l'enseignement de ce maître éclairé et lui conservons un vif sentiment de reconnaissance pour les soins qu'il nous prodigua au cours d'un séjour à l'hôpital militaire.

M. le médecin-major Lafforgue nous témoigna durant nos trois années d'école un bienveillant intérêt. Nous l'assurons de nos sincères sentiments de grati-

tude et le remercions des conseils qu'il voulut bien nous donner pour la rédaction de notre chapitre d'épidémiologie.

Monsieur le médecin-major Lévy voulut bien reporter sur nous une part de la sympathie qui l'unit à notre aîné; il fut pour nous un conseiller et un ami; nous l'assurons de notre entière sympathie et de toute notre reconnaissance.

Nous remercions enfin M. le professeur Koths chargé de la clinique des maladies infantiles à l'Université de Strasbourg, du bienveillant accueil qu'il nous réserva lors de notre visite au pavillon des scarlatineux placé sous sa direction.

M. le professeur Weill voulut bien mettre à notre disposition les nombreuses observations de son service; nous l'assurons de nos sentiments de reconnaissance.

Nous remercions également M. le Dr Chatin, professeur agrégé, médecin des hôpitaux, pour le bienveillant accueil qu'il nous réserva dans son service.

PREMIÈRE PARTIE
ÉTUDE CLINIQUE

CHAPITRE PREMIER

La garnison de Lyon, comme toutes les garnisons importantes, paie un lourd tribut aux fièvres éruptives. Pour la question qui nous occupe la scarlatine cause, chaque année, sur la population militaire de cette ville de 20 à 150 atteintes. La statistique de 1907-1908 enregistrait 100 cas se répartissant du mois de novembre 1907 au mois de mai 1908, avec une mortalité de 4 pour 100.

L'analyse plus approfondie des cas mortels décèle chez eux des complications dues dans deux cas à de la tuberculose; un troisième décès survint chez un malade atteint de scarlatine compliquée d'oreillons; dans le dernier cas il s'agit d'un malade entré à l'hôpital en plein délire, avec une forme toxique accompagnée de

phénomènes bulbaires, le malade succomba en hyperthermie le troisième jour après son arrivée.

Ces quatre cas mis à part et étant donné les chiffres
que nous avons énoncés plus haut, l'épidémie de 1907-
1908 peut être considérée comme relativement bénigne
surtout si l'on en juge par la faible proportion d'albuminurie que nous avons constatée (9 pour cent).

Durant sept mois la scarlatine régna sur la garnison.

Les premiers cas se déclarèrent en novembre 1907,
les derniers datent d'avril et mai 1908. La répartition
mensuelle s'effectue selon le tableau suivant :

> Novembre   5 cas.
> Décembre   16 —
> Janvier   32 —
> Février   17 —
> Mars   14 —
> Avril   10 —
> Mai   6 —

Nous avons personnellement observé ces 100 cas de
scarlatine qui ont servi de base à l'étude clinique que
nous rapportons ici et dont voici le plan :

Caractères spéciaux de l'épidémie. L'angine. Les
troubles gastro-intestinaux du début; leur importance.
Éruption et desquamation. Température et Pouls.

I. — L'ANGINE

La forme d'angine que nous avons le plus fréquemment observée au cours de l'épidémie a été la forme érythémateuse en admettant avec Bourges la classification
des angines scarlatineuses en angines érythémateuses,

pseudo-membraneuses précoces ou tardives et gangré-
neuses, l'angine diphtérique demeurant une complication rare comme Bretonneau, Trousseau, puis plus tard
Bard, Barthez, Rillet, Sevestre et Odent l'avaient
admis avant les confirmations bactériologiques appor-
tées par Loeffler, Wurtz, Bourges, d'Espine et Mari-
gnac. Il s'agit dans ce cas d'angine érythémateuse de
l'angine cardinale dans laquelle les amygdales, la luette
et les piliers ont cette teinte framboisée tirant sur le
violet. La langue présente la même coloration sur les
bords et à la pointe, le centre reste chargé d'un dépôt
blanchâtre que l'on retrouve dans les cryptes amygdaliens, début de desquamation pour la muqueuse lin-
guale et exsudat péri-amygdalien révélant la réaction
du tissu lymphoïde. Cette angine fut rarement transitoire et persista ordinairement durant la première
semaine de séjour à l'hôpital. La langue perd en dernier lieu la coloration écarlate généralisée des pilliers
et de la luette. Cet angine fut en général accompagnée
d'un engorgement ganglionnaire plus ou moins marqué
en rapport le plus souvent avec le degré d'hypertrophie
des amygdales. Dès ce premier stade bucco-pharyngé
on observe donc des phénomènes réactionnels du côté
des organes lymphoïdes, ganglions sous-maxillaires et
carotidiens voire même augmentation de volume des
ganglions inguinaux qui restent hypertrophiés assez
longtemps (quinze jours) ainsi qu'il nous a été donné
de l'observer à plusieurs reprises.

La température à cette période qui est celle de
l'entrée du malade à l'hôpital où l'amène son angine est
de 38 degrés à 39°5 environ.

Tous les cas de scarlatine que nous avons étudiés ont débuté par une angine sauf trois. Chez ces malades, dans deux cas on peut considérer l'angine comme étant passée inaperçue ; dans le troisième, il s'agit d'un malade entré à l'hôpital avec une forme hyperthermique et nerveuse, dont la phase de début s'étant déroulée à la campagne ne put être observée. N'oublions pas cependant que l'angine peut marquer comme symptôme de début de la scarlatine et que de nombreux auteurs ont décrits pareils cas.

Quoi qu'il en soit l'angine reste une des premières manifestations de l'infection scarlatineuse et doit être très minutieusement surveillée en temps d'épidémie.

Cette angine du début peut ne pas toujours présenter ces caractères d'inflammation simple, elle peut s'accompagner de fausses membranes simulant à s'y méprendre l'angine diphtérique. Nous avons observé à cinq reprises différentes des angines à fausses membranes survenues durant la première semaine de la maladie.

Nous citons le cas suivant qui nous paraît des plus typiques.

Obs. 49. S. — Début de la maladie par vomissements et diarrhée profuse puis angine douloureuse avec ganglions rétro-maxillaires. A l'examen on constate que le pharynx, les amygdales, la luette sont tapissés par une fausse membrane d'une coloration verdâtre très épaisse, décollable semblant se continuer en haut, vers les fosses nasales, en bas vers la trachée. Rhinite, eczéma des narines très accentué. Dysphagie et oppression. La fausse membrane résista durant quatre jours à des applications de collutoire salicylé puis put être enlevée par morcellement ; elle est insoluble dans l'eau. L'examen bactériologique ne révéla que des streptocoques.

Un telle lésion pharyngée faisait présumer une scarlatine grave. En effet, malgré tous les soins d'assepsie, le malade eut une otite double; des complications pulmonaires et rénales survinrent ensuite et après une intervention sur la mastoïde droite le malade put quitter l'hôpital deux mois après en pleine voie de guérison.

Dans les quatre autres cas que nous avons observés les fausses membranes moins étendues cédèrent toujours rapidement à quelques applications de collutoire salicylé.

Dans aucun de ces cas l'examen bactériologique ne révéla de bacilles de Loeffler mais ordinairement du streptocoque.

Nous avons réservé pour le chapitre des complications le relevé des quelques bubons scarlatineux qu'il nous fut donné d'observer.

En résumé, l'angine fut une manifestation constante au cours de l'épidémie de 1907-1908 ; la forme la plus commune fut la forme érythémateuse avec plus ou moins de retentissement ganglionnaire ; nous n'avons constaté que cinq cas d'angine pseudo-membraneuse précoce, aucun cas d'angine tardive de cette nature.

Avant de terminer ce chapitre nous tenons à dire un mot sur la spécificité de l'angine scarlatineuse. Dans la plupart des cas, l'angine présente en effet des caractères qui pour varier d'intensité n'en sont pas moins comparables. Certains pourtant comme MM. Variot et Roy, dans leurs *Nouvelles recherches cliniques sur le processus angineux dans la scarlatine chez l'enfant* reconnaissent et soutiennent le polymorphisme de l'angine et son absence de caractères spécifiques. Certes l'angine pseudo-membraneuse comme celle que nous rapportons ressemble à une angine diphtérique et la bactériologie seule est capable de l'en différencier. Mais si ces cas sont rares on peut cependant retrouver dans cette angine suspecte des caractères d'angine scarlatineuse. C'est l'état particulier des régions avoisinant le naso-pharynx, la teinte écarlate des muqueuses, la desquamation caractéristique de la langue, l'engorgement ganglionnaire ; cet ensemble permet ordinairement un diagnostic en raison de sa permanence et de son association avec d'autres symptômes dont nous allons aborder l'étude, ce qu'on pourrait appeler le syndrome intestinal dans la scarlatine.

II. — LES TROUBLES GASTRO-INTESTINAUX AU DÉBUT DE LA SCARLATINE

LEUR FRÉQUENCE
LEUR FORME. — RAPPORT AVEC LES AUTRES SYMPTÔMES
ESSAI DE PATHOGÉNIE

Les troubles digestifs de la scarlatine sont connus depuis fort longtemps, mais il ne semble pas qu'on leur ait accordé l'importance qu'ils méritent. Bretonneau, le premier, dans sa description de l'épidémie de Tours, insiste sur l'abondance des vomissements. Noirot, en 1847, a décrit une forme de scarlatine gastrique qu'il dépeint en ces termes : « Dès l'invasion, anorexie, langue chargée, gonflement de l'estomac, nausées et vomissements, constipation et diarrhée, frissons modérés, chaleur vive, soif intense, céphalalgie. »

L'observation de Trousseau est bien connue ; c'est l'histoire de la jeune américaine qui meurt en vingt-quatre heures avec des vomissements incessants ; une fièvre intense, le ventre ballonné et une éruption qui permit de faire le diagnostic de scarlatine.

Mais tous ces cas se rapportent à des phénomènes intestinaux survenant au cours de la maladie et non à des troubles digestifs du début. On s'étend plutôt, en effet, sur ces complications qui affaiblissent beaucoup le malade : la diarrhée par exemple, qu'on considère comme un épiphénomène grave trahissant une intoxication plus profonde de l'organisme un fléchissement de celui-ci dans la lutte qu'il soutient contre le poison scarlatineux.

Les auteurs, disons-nous, parlent de ces troubles du début et toute description complète d'une scarlatine à la période d'invasion comprend ces mots : « frissons, nausées, vomissements alimentaires ou bilieux, élévation de température, etc. »

Dans Cadet de Gassicourt le symptôme qui nous occupe est ainsi signalé : « L'enfant fut brusquement pris de frissons, de vomissements, de diarrhée et d'angine ». Mais, ajoute l'auteur, « le frisson ne s'est pas reproduit, le vomissement a été de courte durée et la diarrhée a cessé au bout de vingt-quatre heures ». Cette description pourrait s'appliquer à la majeure partie des cas qu'il nous a été donné d'observer. Nous donnons

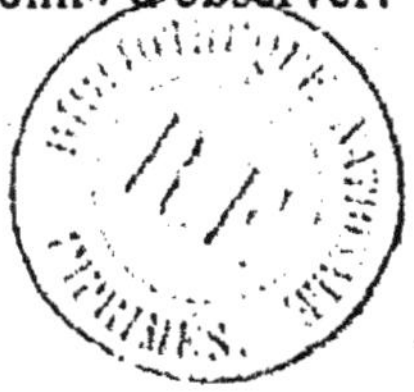

comparativement l'opinion de M. Wurtz reproduite
dans le *Traité de médecine* de Brouardel et Gilbert :
« Très souvent ce sont des troubles gastriques qui marquent le début; des nausées suivies de vomissements
alimentaires ou bilieux surviennent le premier jour. Le
caractère de ces vomissements est d'être surtout
répétés, presque incoercibles, dans certaines épidémies,
notamment dans celle de Philadelphie (1785) et de
Greifswald (1826) ils ont constitué le prodrome
unique. »

A notre avis, ces troubles décrits par Wurtz se rencontrent parfois, mais ceux qu'il nous a été donné
d'observer sont d'une intensité plus faible. Dans la
statistique générale de l'épidémie nous avons rangé
les troubles gastro-intestinaux sous les vocables suivants : nausées, vomissements diarrhée ou constipation. Les nausées n'ont presque jamais fait défaut chez
nos malades. Ces troubles considérés dans leur ensemble sont prémonitoires et souvent ouvrent la scène. Le
malade est pris de frissons, se trouve en proie à un
malaise général, à des nausées fréquentes puis vomit.
Ce vomissement est rarement alimentaire pour la bonne
raison que le malade a de l'inappétence depuis quarante-huit heures environ. S'il ne vomit pas il a souvent
de la diarrhée sur les caractères de laquelle nous
reviendrons tout à l'heure.

D'après les cas qu'il nous a été possible d'étudier à
ce point de vue, nous avons obtenu la statistique suivante :

Sur 100 malades 67 ont présenté des troubles
digestifs.

Les 33 malades restants n'ont éprouvé aucun symptôme et l'interrogatoire le plus minutieux ne révèle pas le moindre vomissement, la moindre diarrhée passagère.

Il faut donc conclure que des scarlatines typiques peuvent se déclarer sans être précédées de symptômes intestinaux. Dans ce cas un élément manquera pour établir le diagnostic et l'on devra se contenter pour son établissement des caractères fournis par l'angine, l'état de la température et du pouls.

Troubles gastro-intestinaux observés.
Les nausées. — Les vomissements. — La diarrhée.

I. — LES NAUSÉES, disons-nous, sont fréquentes et ne manquèrent que chez 33 de nos malades. Elles sont un symptôme prémonitoire survenant quelquefois avant, ordinairement avec l'angine, contemporaines de cet état de malaise et d'insomnie caractérisant le début de la période d'invasion. Cet état nauséeux dure vingt-quatre ou quarante-huit heures puis s'affirme ou diminue jusqu'à disparaître.

II. — LES VOMISSEMENTS : Ils font suite, tout naturellement, à l'état nauséeux antérieur et doivent être rangés en deux catégories, suivant leur intensité ; les vomissements alimentaires ou bilieux non répétés et les vomissements incoercibles. Les premiers s'accordent bien avec ceux que signale Cadet de Gassicourt, vomissements alimentaires ou bilieux du début et de caractère essentiellement transitoire. Après deux jours

de malaise, d'inappétence et d'insomnie, le malade
éprouve une légère élévation de température et vomit.
Nous ne jugeons pas utile de citer ici *in-extenso*
toutes les observations dont les vomissements revêtent
ce type. Celles qui figurent à la statistique générale
sont pour la plupart de cet ordre. Un des caractères
particuliers de ces vomissements est justement leur
brièveté, leur date d'apparition, beaucoup plus que
leurs caractères intrinsèques, qu'ils soient alimentaires
ou bilieux. Le malade ne vomit qu'une fois ou deux,
sans qu'aucun autre symptôme de scarlatine apparaisse
encore, sauf un début d'angine qui peut passer ina-
perçu et une fièvre légère qui va s'élever brusquement
le lendemain ou le surlendemain.

Ce début d'angine ne doit pas faire dire que toutes
les angines banales s'accompagnent de troubles gastro-
intestinaux. Dans certains cas de notre statistique,
nous avons observé des angines non suivies de troubles
gastriques, mais aussi des troubles gastriques intenses
ont pu se produire avec des angines très peu accentuées. Enfin, nous avons recherché souvent chez les
nombreux angineux non scarlatineux traités en hiver
dans les hôpitaux militaires, des manifestations gastro-intestinales. Il s'agit plutôt, dans ces cas, d'un certain état d'inappétence, d'anorexie, mais très rarement
de nausées et de vomissements.

Tels sont ces vomissements de faible intensité survenant tout au début de la maladie, puisque, quelquefois même, ils précèdent l'angine et permettent, par ce
fait même, un diagnostic précoce. Leur importance
clinique et épidémiologique sera donc considérable.

La seconde catégorie comprend les vomissements dits « incoercibles ». Ils sont bien différents des premiers, autant qu'une angine scarlatineuse peut l'être d'une angine banale. A ces vomissements s'applique bien la définition de Wurtz. « Très souvent, dit cet auteur, ce sont des troubles gastriques qui marquent le début, des nausées suivies de vomissements alimentaires ou bilieux surviennent le premier jour. Le caractère de ces vomissements est d'être constants, répétés, presque incoercibles ». Dans l'épidémie de 1907-1908, nous avons rarement observé des vomissements de cette nature, et un cas seulement nous paraît ressortir à la définition que nous venons de rapporter. Il s'agissait, d'ailleurs, d'un cas grave, qui fut suivi de mort. Voici le résumé de l'observation clinique :

M..., n° 59 de la statistique :

Le malade entre à l'hôpital le vendredi *7 février* pour oreillons; il est immédiatement isolé dans le service des contagieux réservé à cette affection.

Dans la nuit du 8 au 9 février, insomnie, état de malaise accentué.

9 février. — Le malade éprouve, au réveil, de la douleur à la déglutition. L'examen révèle une forte angine; le malade est isolé dans un cabinet d'observation. Dans la matinée du 9, deux grands vomissements alimentaires. Chaque fois que le malade avale sa salive, nausées, régurgitations, vomissements au début, puis, plus tard, efforts multiples non suivis de vomissements. Cet état se prolonge durant toute la journée du 9. Pendant la nuit, le malade continue à vomir tous les liquides absorbés. Diarrhée et selles liquides. Température : 40°2.

10 février. — A l'examen, angine intense avec parotidite

ourlienne typique. La langue est nettement scarlatineuse. Le malade est très abattu, il se plaint de douleurs rhumatismales dans toutes les articulations ; les yeux sont larmoyants. État général mauvais.

11 février. — Même état sans amélioration. Bains.

12 février. — Éruption généralisée, mais très peu accentuée. Secousses tendineuses. État d'excitation du sujet. Albuminurie abondante. Diazo-réaction négative. Injection de sérum térébenthiné. Huile camphrée. Délire nocturne furieux.

13 février. — Mort avec phénomènes épileptiformes.

Cette observation, quoique s'appliquant à une scarlatine compliquée montre quel caractère de gravité et d'intensité peuvent présenter les troubles digestifs. Les vomissements incoercibles sont toujours graves, car ils trahissent une intoxication profonde à laquelle se surajoute une réaction nerveuse. Ces cas sont heureusement fort rares, et celui que nous rapportons est le seul observé parmi les cent cas de l'épidémie.

III. — La DIARRHÉE constitue la troisième forme des troubles digestifs du début de la scarlatine. La plupart du temps, elle accompagne le vomissement, débute et s'arrête avec lui. Elle doit être bien distinguée de la diarrhée qui survient au décours de la maladie, lorsque celle-ci prend une allure plus grave, que la température reste élevée, et que cet état d'euphorie dans lequel se trouve le malade dès la cessation de l'angine, ne se produit pas.

La diarrhée scarlatineuse apparaît dès le début de l'invasion, elle est précédée de violentes coliques si l'infection est de faible intensité, ou si pour des causes inconnues de nous, le sujet est moins sensible au poison scarlatineux, la diarrhée peut manquer et le vomissement demeurer seul; si, au contraire, l'infection est profonde, le tube digestif réagira tout entier par une diarrhée dont nous allons essayer de préciser les caractères.

Cette diarrhée est précoce, douloureuse, transitoire, à terminaison brusque.

Dès le début de la maladie, le malade se plaint de coliques : un état nauséeux accompagné de coliques, telle est la forme fréquente du début de la scarlatine; cet état est contemporain de l'angine, sans être, pour cela, provoqué par elle, comme nous le disions plus haut, les angineux, les malades atteints de phlegmons amygdaliens et, par conséquent, résorbant une certaine quantité de toxines n'ont pas de phénomènes gastro-intestinaux. (Nous devons, cependant, faire une exception pour la diphtérie qui en est parfois accompagnée).

Un autre caractère de cette diarrhée est d'être douloureuse et les malades interrogés ne manquent pas d'insister sur ce caractère. Enfin, elle est transitoire et à terminaison brusque comme son début. Souvent, en effet, on voit chez un malade la diarrhée qui avait débuté le soir s'arrêter au matin après avoir occasionné de nombreuses selles nocturnes; les symptômes digestifs changent alors de forme et, après cette débâcle nocturne, c'est une constipation plus ou moins opiniâtre qui s'établit. C'est ce caractère particulier que nous tenons à mettre en relief et qui peut faire croire qu'il ne s'agit pas d'un phénomène d'intoxication, mais d'une réaction passagère du tube digestif, érythème ou fluxion glandulaire.

Nous traiterons plus longtemps cette question quand il nous faudra donner une explication pathogénique de ces troubles digestifs.

Quant aux caractères intrinsèques de cette diarrhée, il s'agit ordinairement de selles liquides séreuses non fétides, de coloration foncée au début, plus claire ensuite. Cette diarrhée est ordinairement suivie de constipation légère, mais nous avons rarement au début observé de constipation primitive. La constipation s'établit souvent dans la scarlatine au cours de la première semaine, alors que tous les phénomènes de début se sont amendés; mais il s'agit là, croyons-nous, de troubles dus à la situation sédentaire imposée par l'isolement et au régime lacté exclusif auquel sont soumis les scarlatineux.

D'après 100 observations étudiées comparativement dans le service de M. le professeur Weill, les troubles gastro-intestinaux se rencontrent chez les enfants dans la proportion de 3o à 4o pour 100. Le vomissement semble en être la manifestation la plus fréquente.

Tel est l'aspect clinique sous lequel se présentent ces troubles digestifs du début de la scarlatine. Nous devons étudier maintenant quels sont leurs rapports avec les autres éléments de la maladie, particulièrement avec l'intensité de l'angine et de l'éruption.

Il nous a paru intéressant de rapprocher des troubles digestifs que nous étudions au point de vue fréquence ces deux autres symptômes envisagés alors sous le rapport de leur intensité. Nous pourrons ainsi évaluer comparativement l'intensité de l'angine et l'intensité des troubles digestifs et de l'éruption. L'importance du syndrome intestinal est facile à comprendre dans les cas de scarlatine sans éruption et sa présence rendra le diagnostic singulièrement plus facile.

Rapports entre l'angine et les troubles digestifs.

Dans l'étude que nous avons fait de l'angine telle qu'elle s'est présentée au cours de l'épidémie que nous avons observée, nous nous sommes contenté de dire que l'angine banale non scarlatineuse n'étant pas accompagnée de troubles digestifs, notre but actuel est d'établir les rapports d'intensité existant entre ces deux facteurs. Voici les résultats que nous avons obtenus :

Nous avons rangé les angines des 100 cas de l'épidémie sous quatre vocables : angine faible, typique, forte, pseudo-membraneuse ; mais nous devons faire entrer dans cette statistique les cas dans lesquels l'angine manqua ou passa inaperçue, car nous ne pouvons admettre une hypothèse de préférence à l'autre, les scarlatines sans angine étant bien connues.

Angine inaperçue.	4 cas.
Troubles gastro-intestinaux concomitants observés	1 fois.
Angine faible	14 cas.
Troubles gastro-intestinaux	10 —
Angine typique	59 —
Troubles gastro-intestinaux	40 —
Angine forte	18 —
Troubles gastro-intestinaux	13 —
Angine pseudo-membraneuse	5 —
Troubles gastro-intestinaux	5 —

Parmi les troubles digestifs observés et rapportés
à l'angine, nous n'avons pas cru devoir faire une
division entre des troubles de plus ou moins grande
intensité ; on trouve en effet, habituellement, associés
pour des catégories d'angines distinctes, soit des nausées et des vomissements, soit de la diarrhée seulement ; seul le pourcentage des troubles digestifs généraux, par rapport à des angines d'intensité différente,
nous a paru intéressant.

Les angines sont donc suivie de troubles gastro-
intestinaux dans la proportion suivante :

Angine inaperçue ou manquant.   25 o/o des cas.
Angine faible . . . .   71 o/o   —
Angine typique. . . . . . .   64 o/o   —
Angine forte. . . . .   72 o/o   —
Angine pseudo—membraneuse.   100 o/o   —

Cette statistique nous montre que la proportionalité
des troubles digestifs n'est pas rigoureusement fonction
de l'intensité de l'angine. Une angine faible, c'est-à-dire
une coloration écarlate du pharynx sans grosse hypertrophie des amygdales, sans dysphagie, sans hypertrophie des papilles fungiformes, comporte autant de
troubles intestinaux qu'une angine pultacée avec gonflement amygdalien et retentissement ganglionnaire.
Par contre, on peut être étonné de voir l'angine
typique avec la luette prise, la langue en état de desquamation intense, ne s'accompagner de perturbations
digestives que dans 64 pour 100 des cas. On pourra
peut-être, à ce propos, nous reprocher d'avoir sub-
divisé à outrance les angines observées chez nos

malades. Nous avons cru devoir agir ainsi après observation, car l'angine scarlatineuse, sans perdre ses
caractères généraux et peut-être spécifiques, est sujette
à un polymorphisme accentué mis en évidence par
Variot et Dévé (1900), Variot et Roy (1902).

Ce syndrome intestinal du début de la scarlatine
paraît donc un élément fondamental indépendant de
l'angine et l'on comprend facilement quelle contribution il apporte à l'établissement du diagnostic.

Nous n'avons pas cru devoir l'étudier concuremment
avec la température, celle-ci suivant ordinairement
une marche parallèle à l'intensité de l'angine en met-
tant de côté les cas peu fréquents d'ailleurs de scarlatines apyrétiques.

Quant à l'éruption, manifestation locale très importante, son étude, comparée avec celle du syndrome
intestinal, nous a paru intéressante et voici les résultats que nous avons tirés de ce parallèle.

Rapports entre l'éruption et les troubles digestifs.

De nos 100 malades observés, 94 ont présenté une
éruption plus ou moins caractéristique, 6 n'avaient pas
encore présenté d'exanthème au dixième jour, alors
que la desquamation commençait à s'effectuer.

Dans ces six observations la maladie débuta par une
angine à type très nettement scarlatineux comme nous
avons pu personnellement nous en rendre compte à
l'arrivée des malades à l'hôpital, les autres symptômes
de la scarlatine se manifestaient avec les caractères
suivants :

Obs. I. — Angine typique. Eruption nulle. Troubles G. I. nuls. Desquamation typique.

Obs. II. — Angine forte. Eruption nulle. Troubles G. I. intenses. Desquamation typique.

Obs. III. — Angine typique. Eruption nulle. Troubles G. I. fugaces. Desquamation typique.

Obs. IV. — Angine typique. Eruption nulle. Troubles G. I. Desquamation typique.

Obs. V. — Angine pseudo-membraneuse. Eruption contestable. Troubles G. I. intenses. Desquamation typique.

Obs. VI. — Angine faible. Eruption nulle. Troubles G. I. Desquamation faible.

Dans ces six cas l'angine avait été bien reconnue mais l'éruption manquait pour affirmer le diagnostic. Les troubles gastriques positifs sont venus le confirmer puisqu'ils n'ont pas fait défaut une seule fois. Ajoutons à cela que chaque fois la desquamation s'est produite normalement des dix au douze jours donnant la signature de l'affection vraiment scarlatineuse.

A la fin de cette étude clinique nous dirons donc que les troubles gastriques sont un phénomène presque constant au début de la scarlatine et qu'ils sont indépendants d'autres symptômes capitaux comme l'angine et l'éruption. Leur constance, leur apparition précoce en font un symptôme de première importance au point de vue clinique et par une conséquence logique au point de vue épidémiologique pour la prophylaxie de la scarlatine.

Essai de Pathogénie,

Le syndrome intestinal de la scarlatine une fois exposé il reste à donner l'explication de telles manifestations. La première idée qui vient à l'esprit est celle d'un exanthème gastro-intestinal; cette hypothèse d'une inflammation buccale qui se prolongerait tout le long du tractus intestinal est assez séduisante mais n'a pas été confirmée par des études anatomo-pathologiques; pour d'autres auteurs il y aurait sous l'influence du germe scarlatineux ou de ses toxines une sorte de fluxion glandulaire à laquelle participeraient toutes les glandes du tube digestif depuis les glandes stomacales et de Lieberkühn jusqu'au pancréas; enfin il ne s'agit peut-être que d'un phénomène d'intoxication, l'élimination des toxines sécrétées au niveau des amygdales amenant par leur contact avec le tube digestif, des phénomènes réactionnels : vomissements et diarrhée. C'est l'idée d'Antonin *(de la Sérothérapie dans la scarlatine)*, qui assimile les phénomènes gastro-intestinaux quels qu'ils soient à des phénomènes d'intoxication. Mais les caractères de la diarrhée scarlatineuse du début qui est précoce, passagère, transitoire, douloureuse à terminaison brusque ne nous paraissent pas être seulement le fait de l'intoxication. Puisque à cette période de la maladie, la réaction abdominale assurant ainsi l'analogie de la scarlatine avec les autres fièvres éruptives (rougeole, rubéole), porte particulièrement sur le système ganglionnaire, comme en témoigne par exemple l'engorgement passager des ganglions inguinaux que nous avons fréquemment observé, pourquoi le système lymphatique intestinal ne réagirait-il pas à son tour? A cette phase d'hypertrophie et d'hyperfonctionnement participeraient les glandes digestives à quelque titre que ce soit et l'on aurait ainsi l'explication de cette diarrhée qui alimentaire, au début, devient séreuse dans la suite et disparaît brusquement.

Cette explication n'a pas la prétention d'être rigoureusement exacte mais pareille pathogénie paraît bien pouvoir s'appliquer à des manifestations intestinales transitoires et à action rapide.

Mais il est une autre théorie récente que nous ne pouvons passer sous silence; c'est celle qui rend responsable du syndrome intestinal une infection appendiculaire (Kauffmann, thèse, Paris 1908).

Notre but n'est pas ici de prendre parti pour ou contre cette théorie appendiculaire des troubles digestifs de la scarlatine; mais après nos recherches personnelles nous ne pouvons mieux faire que citer certains passages de l'ouvrage mis gracieusement à notre disposition par son auteur et intitulé : *l'Appendice dans la scarlatine.* Nous empruntons ici les conclusions de M. Kauffmann mais seulement pour la partie concernant notre étude particulière. Cet auteur justifie ainsi sa théorie appendiculaire.

« L'appendice porte des lésions constantes dans la « scarlatine comme le prouve le contrôle *post mortem.*

« Ces lésions primitives sont dues à l'affinité du poi- « son scarlatin pour le tissu lymphoïde.

« La lésion macroscopique est caractérisée par la « vascularisation de l'appendice et surtout la présence « de ganglions volumineux dans le méso.

« La lésion microscopique est une folliculite intense « avec péri-adénite : l'appendice se comporte comme « l'amygdale. En clinique la réaction simple de l'appen- « dice, souvent très minime, peut être décelée parfois

« par l'examen méthodique du ventre, il est possible
« que le vomissement constant du début de la scarla-
« latine tienne à la lésion de l'appendice. »

Suivent des considérations sur la date d'apparition
de l'appendicite confirmée, sa forme, le traitement
simultané des deux affections : fièvre éruptive et lésion
appendiculaire.

A la fin de notre chapitre sur les troubles intestinaux
divers du début de la scarlatine, nous faisions observer
comme Kauffmann l'élection du poison scarlatineux
pour le tissu lymphoïde. Les fièvres éruptives s'accompagnent, en effet, d'un retentissement ganglionnaire
particulier : c'est l'adénopathie trachéo-bronchique de
la rougeole, la polyadénie de la rubéole. La scarlatine
produit non seulement une amygdalite aiguë, mais une
hypertrophie ganglionnaire allant souvent jusqu'à la
suppuration pour les ganglions sous-maxillaires et cervicaux. Nous pensions donc que le système lymphatique intestinal pouvait participer à cette phase réac-
tionnelle, quand Kauffmann vint établir le rôle joué
par l'appendice dans ce qu'on appelait des scarlatines
malignes, en réalité hypertoxiques, par infection
appendiculaire surajoutée. Simonin, le premier, avait
attiré l'attention sur le rôle joué par l'appendice dans
certaines maladies infectieuses, et résume ainsi les
lésions anatomo-pathologiques de cet organe : « L'appendice est fatalement condamné à être le siège de
congestions fréquentes, d'inflammations aiguës ou
chroniques tantôt plastiques et sclérosantes, tantôt
ulcéreuses, suppuratives ou nécrosantes, selon les fluc-
tuations de la lutte des transformations lymphatiques

et de leur substratum contre les germes et leurs toxines ».

La scarlatine, en effet, touche à l'appendice, point lympathique important, comme elle touche tout ganglion ; elle détermine, en somme, une angine appendiculaire, réaction locale qui va entraîner à sa suite la production du syndrome intestinal.

Il n'est pas de notre ressort de décrire les lésions anatomo-pathologiques de l'appendicite scarlatineuse, mais il nous reste à savoir comment elles interviennent dans la production des troubles gastro-intestinaux. « Le premier symptôme sur lequel il nous paraît utile d'attirer l'attention, dit Kauffmann, c'est le vomissement. On peut affirmer, en effet, que la scarlatine débute toujours par des vomissements ; ceux-ci sont plus ou moins intenses, plus ou moins répétés, tantôt seulement alimentaires, tantôt bilieux, mais le fait essentiel, c'est leur constance. » « Sans doute, lisons-nous plus loin, le vomissement est un acte reflexe, et les recherches de Schiff ont montré le rôle prépondérant que joue le pneumogastrique dont l'excitation facilite le vomissement, ce nerf étant le nerf moteur des fibres circulaires du cardia. Mais les contractions de l'estomac qui en provoquèrent l'apparition sont souvent sous la dépendance d'une intoxication et, pour nous, l'inflammation de l'appendice n'est peut-être pas étrangère à la constance du vomissement dans la scarlatine. »

D'après Kauffmann, le vomissement du début serait donc toujours, du moins fréquemment, en rapport avec la fluxion appendiculaire.

L'auteur indique encore, en faveur de sa théorie appendiculaire, la constipation et la diarrhée, l'hyperthermie, les réactions abdominales douloureuses. Pour lui, la forme maligne de la scarlatine, celle que Sanné appelait « vomitive » ne serait qu'une forme appendiculaire, et c'est aux lésions associées de cet organe que serait due la forme toxique de la scarlatine.

Que penser de pareilles allégations ? Nous devons, certes, y souscrire dans un certain nombre de cas, et cette théorie, bien en rapport avec les nombreux troubles digestifs, dont nous avons fait plus haut l'étude, est assez séduisante. Les troubles gastriques que nous avons observés, nausées, vomissements, constipation et diarrhée se présentent soit isolés, soit réunis chez le même malade : ils sont précoces, contemporains de l'angine et transitoires (Cadet de Gassicourt). L'appendice est-il toujours la cause de ces manifestations ? Nous ne saurions le dire. Pourtant, parmi nos observations, un cas paraît nettement attribuer à l'appendice une influence non douteuse ; voici l'observation clinique résumée de ce malade.

Début de scarlatine normale. Angine. Température 38°8. Pouls 108. Éruption caractéristique. Troubles gastriques. Puis, au cinquième jour de la maladie, vomissement nocturne. Diarrhée consécutive. Trois selles séreuses abondantes. Légères douleurs lombaires. Gros disque d'albumine.

Le lendemain, douleur très localisée dans la fosse iliaque droite au point de Mac Burney. Pas de contracture de la paroi, pas d'empâtement sous-jacent perceptible. Constipation légère. Diagnostic de crise appendiculaire et traitement approprié. Amélioration rapide des symptômes. Au quinzième jour, douleur légère dans la fosse iliaque et élévation de température, 38°2. La température se maintient deux jours, puis tombe. Guérison.

Il semble bien que, dans ce cas, nous avons eu à faire à une appendicite : le vomissement, la douleur localisée, la température et la tachycardie permettent d'en faire le diagnostic ; mais en est-il toujours de même dans tous les cas où la scarlatine s'accompagne de troubles gastriques ? Il ne nous a pas été donné d'étudier, au point de vue anatomo-pathologique, les lésions appendiculaires dans les cas mortels survenus au cours de l'épidémie, mais nous espérons pouvoir reprendre plus tard cette intéressante étude.

En résumé, l'appendice est-il en cause dans la pathogénie des troubles intestinaux ? Souvent peut-être, on ne peut dire toujours. Il est, en tout cas, fréquemment touché, comme tout organe lymphatique l'est au cours de la scarlatine, mais il faut laisser une part à l'intoxication qui peut se manifester au niveau du tube digestif par les perturbations sur lesquelles nous avons tenté d'attirer l'attention.

III. — ÉRUPTION. DESQUAMATION. TEMPÉRATURE ET POULS

Nous devons maintenant pour être complet dans le compte rendu de notre relation de l'épidémie, dire comment se sont comportés les autres symptômes de la maladie.

L'Éruption.

Nous avons suffisamment étudié l'éruption au cours de son étude comparative avec les troubles gastriques; nous avons vu l'éruption manquer 6 fois sur 100 cas; nous savons quelle importance il faut ajouter à la perte de ce symptôme dont l'absence vient compliquer le diagnostic.

Dans la plupart des cas, l'éruption a été typique, débutant ordinairement par le cou, les plis articulaires des épaules et des cuisses. Nous avons remarqué une éruption a normale intéressante, sorte d'éruption purpurique localisée surtout aux faces d'extension des membres supérieurs, des coudes et des genoux. De véritables placards purpuriques siégeaient au niveau des régions fessières. Cette éruption qui, simulant à certains endroits du purpura rhumatismal, dura environ quatre jours, puis disparut progressivement, fut suivie d'une scarlatine qui évolua régulièrement.

Nous avons observé chez presque tous nos malades à la période d'éruption, la raie scarlatineuse de Heim, décrite plus tard par Borsiéri.

Desquamation.

La desquamation ne nous a pas paru donner lieu à des observations intéressantes. Elle ne manqua dans aucun cas et vint régulièrement confirmer le diagnostic. Son intensité paraît être en général en rapport avec l'élévation de la température. Elle se produisit d'ordinaire au dixième jour. A quelques reprises, nous avons observé des desquamations précoces survenant

au cinquième ou sixième jour chez des malades dont le
début de l'angine avait été exactement enregistré.

Température et pouls.

Dans une épidémie de scarlatine évoluant sans
complications, les courbes de températures observées
sont sensiblement superposables. Au moment où le
malade commence à manifester certains malaises
elle oscille ordinairement autour de 39 degrés. Elle
atteint 40 degrés le deuxième ou le troisième jour et
tombe ordinairement au quatrième jour pour atteindre
la normale vers le dixième jour, date à laquelle commence la desquamation. La plupart des courbes que
nous avons relevées présentent ces caractères identiques et cette évolution constante de la température
dans la scarlatine n'est pas une des preuves les moins
négligeables de la spécificité de cette affection. C'est en
se basant sur cette régularité du cycle thermique
qu'on peut affirmer une complication ou un phénomène intercurrent, quand on voit la courbe ne pas
s'abaisser à 36,5 environ du sixième au dixième jour
ou se relever brusquement à partir de cette date.

A la question de la température est liée celle de
l'accélération du pouls. Sans doute, ces deux éléments
sont corrélatifs, mais ils ne marchent pas toujours de
pair. Le pouls atteint très souvent 120 et 140 quand la
température est élevée, mais il nous est aussi fréquemment arrivé de noter 80 ou 100 pulsations, alors que la
température atteignait à peine 38 degrés. L'accélération du pouls est un phénomène constant dans la scarlatine et c'est un élément de diagnostic fondamental

lorsqu'on hésite entre une fièvre typhoïde ou une scarlatine, alternative se présentant rarement, mais reconnue par la clinique.

Avec l'angine, les troubles digestifs et la tachycardie, se trouve réunie une triade symptomatique utile pour le diagnostic précoce de la scarlatine. Mais reste à donner une explication de cette tachycardie. Kauffmann dans sa thèse donne l'explication suivante. Pour cet auteur, cette accélération du pouls qui devient incomptable dans les scarlatines graves reconnaît une origine également appendiculaire. Dans les scarlatines graves, dont il rapporte les observations comme dans les cas mortels que nous avons observés, l'abdomen est météorisé et douloureux, « le pouls est misérable, fréquent, les lèvres fuligineuses, les yeux excavés, le nez pincé. En présence de ces phénomènes, on ne saurait attribuer à la scarlatine, si grave soit-elle, de pareils symptômes. »

En admettant cette théorie appendiculaire, nous justifierions aussi le trépied symptomatique formé par l'angine, les troubles gastriques et l'accélération du pouls. et la scarlatine serait ainsi définie : la réaction, sous une cause inconnue, du système lymphatique, particulièrement du système lymphatique intestinal, se manifestant à la fois par une angine amygdalienne et appendiculaire accompagnée d'une élévation de température et de tachycardie.

Angine, troubles gastriques et tachycardie, tels sont les symptômes à rechercher pour le diagnostic précoce de la scarlatine.

CHAPITRE II

A. — COMPLICATIONS

Le dernier chapitre de cette étude clinique doit être réservé aux complications que nous avons observées, albuminurie, rhumatisme, suppurations diverses.

1. — Albuminurie.

Les statistiques d'albuminurie au cours de la scarlatine sont extrêmement variables :

Germain Sée considère cette complication comme existant une fois sur deux. Rillet et Barthez, une fois sur quatre. Heidenhain la trouve dans 80 pour 100 des cas dans une épidémie étudiée par lui.

J. Teissier établit l'influence provocatrice de la scarlatine avec un pourcentage de 38 pour 100 sur la totalité des néphrites infectieuses.

De tout temps, la néphrite scarlatineuse a attiré l'attention des auteurs. Sennert, Simon, Schültz, Wells, Blackfall l'étudièrent. Fischer (1824), Gerson et Blache (1834) en firent l'anatomie pathologique; Kelsch, Charcot en décrivirent les lésions interstitielles; Klebs, Lécorché, Lanceraux, les lésions de glomérulo-néphrite; Renaut et Hortolès firent connaître l'œdème aigu du rein dans la scarlatine.

Au point de vue clinique, l'albuminurie peut être précoce ou tardive. Dans le premier cas, elle coïncide avec la période fébrile (Siredey). Cette albuminurie demande a être recherchée avec grand soin ; elle est transitoire et considérée comme une albuminurie fébrile sans importance. Jaccoud, Gubler, Parfick, Gérardt ont affirmé son existence, et Ch. Bouchard l'accepte. Elle est attribuée, dit J. Teissier, « par les uns aux modifications de la pression sanguine, par les autres à l'intensité même de la fièvre (Capitan, Rohmer), ou a des altérations humorales rendant l'albumine du sang plus dialysable (Sénator, Litten), mais très certainement aussi actionnée par l'irritation des épithéliums tubulaires, sous l'influence des déchets cellulaires ou des éléments infectieux à éliminer quelque passagère d'ailleurs que puisse être cette élimination, elle est en tout cas essentiellement et spontanément curable ».

Quant à l'albuminurie tardive, elle survient ordinairement dans le décours de la maladie du quinzième au vingt-cinquième jour.

L'albuminurie du début est-elle bien transitoire comme on l'a dit (Stévenson, Thomson) et uniquement fébrile ; en tous cas, l'albuminurie tardive est très souvent précédée de l'albuminurie fébrile, les neuf observations que nous rapportons plus bas sont positives. Voici l'opinion de M. A. Béclère à ce sujet.

« C'est surtout au début, pendant la période d'éruption et de fièvre, que la recherche de l'albumine est indispensable et doit être faite avec le plus grand soin, car elle donne, pour ainsi dire, la clef du pronostic ultérieur dans les cas si nombreux ou le pronostic immédiat, à ce moment, semble favorable, et elle donne en même temps la règle du traitement pendant le décours de la maladie. Quand l'albumine, minutieusement recherchée, fait complètement défaut pendant toute la période fébrile, ou plus exactement pendant la période angineuse, on peut, en règle générale, prédire qu'il ne surviendra pas de complication ultérieure.

« Dans ces cas, mais dans ces cas seulement, je crois qu'au point de vue de l'alimentation, du lever et de la défense contre le froid, les règles à suivre et les précautions à prendre ne doivent pas différer essentiellement pour la scarlatine de ce qu'elles sont pour les autres fièvres éruptives, rougeole, varicelle, variole.

« Tout au contraire, chez les scarlatineux qui, pendant la période fébrile, présentent, si passagèrement et en quantité si légère que ce soit, de l'albumine dans l'urine, il convient de prévoir, de redouter, de prévenir les complications du décours de la maladie, en particulier le retour de l'albuminurie, par de sévères précautions, c'est-à-dire par le séjour au lit et le régime lacté maintenus jusqu'à l'achèvement de la desquamation. »

Il est assez curieux d'observer en ce qui concerne l'albuminurie tardive, son apparition en quelque sorte critique au vingtième jour. Les malades qui, à cette époque, n'ont pas présenté de complication rénale, peuvent en être considérés comme indemnes.

Au cours de l'épidémie que nous avons observée, neuf cas d'albuminurie furent relevés au vingtième

jour chez des malades qui tous présentèrent de l'albuminurie fébrile.

4 cas furent relevés au cours de scarlatines normales.
1 cas fut relevé au cours de scarlatine compliquée d'oreillons.
1 cas fut relevé au cours de scarlatine compliquée de tuber-
    lose.
1 cas fut relevé au cours de scarlatine hyperthermique.
1 cas fut relevé au cours de scarlatine et angine pseudo-
    membraneuse et otite.
1 cas fut relevé au cours de scarlatine grave.
___
9 cas.

En résumé, 9 cas d'albuminurie survenus chez des
malades graves, dont 4 succombèrent, au cours d'une
épidémie qui frappa 100 individus.

Chez les cinq malades qui guérirent, l'albuminurie
persista une huitaine de jours, sauf chez un malade
qui, atteint de scarlatine grave, en conserva pendant
près de deux mois.

Nous n'avons pas remarqué chez ces malades de
poussées accentuées d'œdèmes, deux d'entre eux seulement présentèrent un peu d'œdème tibial qui disparut
par le repos au lit.

Un de nos malades présenta, par contre, de
l'œdème malléolaire sans albuminurie appréciable ;
l'analyse de l'urine révéla une rétention chlorurée
légère qui céda rapidement au régime lacté.

Dans les cas mortels qui furent suivis d'autopsie, on
remarqua une congestion légère des reins, l'examen
histologique ne fut pas pratiqué.

II. — Suppurations

Parmi les suppurations observables au cours de la
scarlatine, l'otite moyenne suppurée est une des plus
fréquemment citée. Sa pathogénie est facile à comprendre, l'orifice externe de la trompe d'Eustache étant
voisin de l'amygdale enflammée et infectée. La plupart
des malades accusent des bourdonnements d'oreille,
des douleurs aiguës ou lancinantes trahissent l'inflamtion tubaire. Le processus se généralisant on arrive
vite à l'inflammation de la caisse, son infection et sa
suppuration, à l'otite moyenne en un mot. Nous avons
constaté cinq cas d'otite moyenne aiguë avec suppuration longue. Sur ces 5 cas, 2 furent suivis de mort
en raison de complications intercurrentes ; un autre
nécessita secondairement une opération de mastoïdite.

Nous n'avons pas noté de suppurations du côté des
ganglions maxillaires et cervicaux. Deux ou trois malades, cependant, présentèrent des ganglions volumineux et douloureux, mais qui ne nécessitèrent aucun
traitement chirurgical. Aucune complication suppurée
ne survint du côté des séreuses articulaires; nous avons
enregistré cependant pour les plèvres une pleurésie
purulente survenue chez un malade antérieurement
tuberculeux chez lequel la scarlatine revètit un caractère de gravité tout à fait particulier.

III. — Rhumatisme.

Parmi les complications douloureuses de la scarlatine, le rhumatisme est une des plus fréquentes ; il apparaît à toute période et, dès le troisième ou quatrième jour de fièvre, les malades se plaignent de douleurs articulaires particulièrement localisées aux poignets et aux genoux. Nous ne parlerons pas de ces formes précoces de scarlatine prenant toutes les articulations à la fois et amenant plutôt une sorte d'engourdissement que de véritables douleurs rhumatismales. Nous comprenons mal qu'un auteur parisien ait décrit cette forme sous le nom de « paraplégie » transitoire voulant en faire un symptôme permettant le diagnostic précoce de l'affection.

Nous avons observé un cas intéressant de ce que Wurtz appelle « l'arthrite aiguë séreuse non suppurée à allure rhumatismale.

Au dixième jour de la scarlatine nous avons constaté, chez un de nos malades, un volumineux épanchement siégeant aux deux genoux, survenu brusquement et distendant la synoviale articulaire au point d'empêcher tout choc rotulien. La région est très douloureuse, non chaude, sans coloration anormale. Les douleurs cédèrent à l'antipyrine et, après enveloppement, l'épanchement se résorba en cinq jours sans laisser de douleurs, de craquements ni de raideur articulaire. Pas d'élévation de température au cours de ce rhumatisme.

B. — RECHUTES ET RÉCIDIVES.

La scarlatine est une affection ordinairement considérée comme immunisante, mais, comme le démontre Jeanselme, les exemples de récidives ne sont pas rares.

La récidive doit être distinguée de la rechute. La rechute est une nouvelle scarlatine avec le tout ou une partie de ses symptômes, faisant son apparition au cours de la convalescence. La récidive est une seconde atteinte se reproduisant à une échéance éloignée.

Les scarlatines à rechutes ne sont pas rares dans le milieu militaire et Geschwind a décrit une véritable épidémie de scarlatine de cet ordre. Il nous a été donné d'observer chez deux malades une angine et une éruption nouvelles ; concurremment avec ces symptômes, il se produisit une nouvelle élévation de température, puis les phénomènes du début s'amendèrent, la desquamation survint peu après la seconde éruption et s'effectua normalement.

Comment expliquer ces faits ? S'agit-il d'une exaltation de virulence du produit scarlatineux due à l'encombrement des locaux en temps d'épidémie ? Y a-t-il réinfection par un germe pathogène plus puissant que celui qui a causé les premières manifestations ? Ou bien s'agit-il encore d'une question d'anaphylaxie ? Mais nous sortons ici du domaine de la clinique pour entrer dans celui du laboratoire, et l'anaphylaxie est encore trop mal connue pour que nous tentions d'expliquer par elle la réinfection scarlatineuse, nous nous contenterons d'émettre cette hypothèse.

Quant aux récidives, nous en avons observé deux cas, dont notre cas personnel. Le voici en quelques mots :

Première scarlatine à douze ans, soignée à M... (Loire), par le Dr D... qui, récemment consulté par nous, affirma nous avoir soigné pour scarlatine typique suivie de desqua-

mation caractéristique dont d'ailleurs nous nous souvenons
fort bien. Pas d'albuminurie consécutive.

En 1908, nouvelle atteinte de scarlatine contractée dans
le Service des contagieux de l'hôpital militaire Desgenettes.
Angine, diarrhée, éruption, desquamation typique. Température maxima 38°2. Pas d'albuminurie.

Le second cas est celui d'un de nos malade qui affirme
avoir eu une scarlatine dans l'enfance. Malheureusement nous n'avons pu contrôler, scientifiquement, cette
affirmation.

AUTRES COMPLICATIONS

Nous désirons, en terminant ce chapitre, dire un
mot d'une complication signalée d'ailleurs par certains
auteurs allemands, Kaupé, entre autres, et survenue
chez un de nos malades ; il s'agit d'un cas d'ictère
apparu au vingtiè.ie jour chez un scarlatineux à la
période de convalescence. Cet ictère survint après une
nuit passée par le malade à maintenir au lit un scarlatineux voisin, en proie à un violent délire alcoolique.
Dès le lendemain matin, on remarquait, en même
temps, qu'un certain état de prostration mis sur le
compte de l'émotion ressentie par le malade, une teinte
jaune bien accentuée de la peau et des muqueuses ; les
selles de la journée présentèrent la coloration cendrée
caractéristique.

A l'heure actuelle, où l'on n'admet plus guère la théorie de l'ictère émotif, sommes-nous obligés d'admettre
ici un cas d'ictère infectieux à détermination brusque ?
Le malade était depuis vingt jours au régime lacté et
la veille de l'apparition de son ictère avait pour la première fois été soumis au régime déchloruré (potage,

légumes, œufs, pain sans sel). Il n'avait présenté les jours précédents aucun trouble gastro-intestinal. Il est donc bien difficile d'expliquer cet ictère et de le rattacher soit à une manifestation tardive de la scarlatine, soit à des troubles digestifs passés inaperçus et reconnaissant pour cause la suppression du régime lacté et son remplacement par un régime dont l'assimilation mettait en liberté plus de produits toxiques.

Quant à l'hypothèse d'un ictère par une obstruction calculeuse elle vient naturellement à l'esprit mais rien ne la justifie ni les antécédents du malade ni le mécanisme insidieux sans douleur de l'établissement de l'ictère.

A deux reprises différentes, nous avons observé chez nos malades des manifestations de délire alcoolique. Ces phénomènes, habituellement rares chez des jeunes gens d'une vingtaine d'années furent calmés par l'administration d'une potion de Toddl.

Nous devons dire un mot également de scarlatines survenues chez des opérés et pouvant, dans une certaine mesure être rangées dans la catégorie des scarlatines chirurgicales. On connaît, en effet, les nombreuses discussions qui eurent pour objet la scarlatine chirurgicale tant en Angleterre depuis Paget (1877) et en Allemagne avec C. Brunner. S'agit-il d'érythèmes streptococciques ou de scarlatines vraies? Il est difficile de répondre à cette question, en tout cas la première hypothèse constitue un argument en faveur de la théorie streptococcique de la scarlatine.

Voici le résumé de nos deux observations de scarlatines post-opératoires.

Dans un premier cas, un malade opéré de goitre le 14 janvier, présenta le 17, une forte angine, un érythème scarlatineux, puis de la tachycardie des troubles gastriques et enfin au dixième jour une desquamation particulièrement massive au niveau de la face et du cou. Rhumatisme léger des grandes articulations. Cycle thermique scarlatineux typique. Pas d'albuminurie.

Dans le second cas, un malade opéré le 11 janvier pour l'hypertrophie d'un cornet présenta le 15, une éruption typique, puis une scarlatine normale sans avoir présenté un début d'angine appréciable, mais au vingtième jour le malade fit une poussée ganglionnaire intense amenant un gonflement très douloureux au niveau de l'angle gauche de la mâchoire. La température qui s'était élevée tomba bientôt. L'adénite disparut et la convalescence se poursuivit normalement sans albuminurie.

Nous rapportons ces deux observations sans pouvoir fixer d'une manière précise le rôle qui revient au traumatisme opératoire ou à une infection scarlatineuse intercurrente provoquée par un contage inconnu.

Dans les deux cas, les plaies opératoires guérirent normalement sans suppuration et les scarlatines consécutives évoluèrent avec l'ensemble de leurs symptômes habituels.

Qu'il s'agisse de véritables scarlatines chirurgicales, d'érythèmes toxiques ou de scarlatines survenues dans un terrain plus réceptif en raison de l'intervention, nous nous contentons de rapporter ces faits sans leur attribuer plus d'importance qu'ils n'en comportent.

En résumé, le tableau suivant nous donne le décompte

des complications observées au cours de cette épidémie :

Albuminurie. . . . . 9 o/o
Otites suppurés. . . . . 5 o/o
Rhumatisme séreux . . . . 1 o/o
Scarlatine et oreillons. . . . . . . 1 o/o
Scarlatine et tuberculose avancée . . . 1 o/o
Rechutes . . . . 2 o/o
Récidives. . . . . 2 o/o
Ictère . . . . 1 o/o
Délire alcoolique . . . . 2 o/o
Complications pulmonaires simples (bron-
chite passagère) . . . . 4 o/o
Complications cardiaques. . . . . . o
Scarlatines post-opératoires . . . . . 2 o/o
Scarlatines hyperthermiques. . . . . 2 o/o
Mortalité générale de l'épidémie . . . 4 o/o

Tel fut l'aspect clinique de cette épidémie de scarlatine qui a sévi sur la garnison de Lyon de novembre
1907 à mai 1908. Son intensité fut moyenne, si l'on
juge la faible mortalité (4 pour 100) et le peu de complications dont elle s'accompagna. Les conclusions que
nous pouvons tirer de cette étude sont les suivantes :

I. — Il existe au début de la scarlatine dans 70 pour
100 des cas environ, des troubles gastro-intestinaux,
nausées, vomissements, constipation ou diarrhée plus
ou moins intenses et ne paraissant pas en rapport avec
les autres symptômes de la maladie, angine, éruption,
température.

II. — Ce syndrome intestinal est dû à une réaction
du tissu lymphoïde, du tube digestif, en général, et de

l'appendice en particulier. L'appendicite familiale
serait peut-être une appendicite post-scarlatineuse.
(Kauffmann.)

III. — Ces troubles gastro-intestinaux sont précoces
et associés à deux autres phénomènes à peu près constants, l'angine et la tachycardie (l'éruption manquant
fréquemment) ils permettent au moyen de cette triade
symptomatique le diagnostic précoce de la scarlatine.

DEUXIÈME PARTIE

TRAITEMENT DE LA SCARLATINE

Le traitement de la scarlatine, comme le dit le professeur Escherich de Vienne, jouit d'une très mauvaise réputation près des médecins qui considèrent que la thérapeutique de cette affection est nulle. Trousseau a dit depuis longtemps : « que si la maladie est grave le traitement a peu de chances de faire quoi que ce soit et que si la maladie est légère la guérison se fait normalement sans l'intervention du médecin ».

Il ne nous appartient pas de critiquer l'opinion de Trousseau, mais nous croyons qu'une thérapeutique bien conduite peut rendre de grands services au cours de la scarlatine et dans la prévention des accidents consécutifs, suppurations, néphrite.

Le traitement à instituer a fait l'objet de nombreuses études durant ces dernières années et l'accord est loin d'être fait sur ce sujet. L'établissement du régime soulève de nombreuses discussions. La sérothérapie anti-scarlatineuse est une question d'actualité fort controversée d'ailleurs. Elle tendrait à faire remplacer l'ancien traitement symptomatique par un traitement étiologique, en admettant avec ses promoteurs l'origine streptococcique de la scarlatine.

Nous avons ici l'intention d'exposer le traitement suivi par nos malades dont nous avons décrit plus haut les syndromes cliniques et de terminer cet aperçu thérapeutique par un exposé de la question des sérums anti-scarlatineux les plus fréquemment employés en Allemagne et en Autriche.

I. — MÉDICATION SYMPTOMATIQUE

Le peu de connaissance que nous avons encore du germe scarlatineux oblige la plupart du temps à ne pratiquer que de la thérapeutique symptomatique. C'est donc d'elle que nous allons nous occuper tout d'abord. Le traitement sera réparti suivant les deux périodes de la maladie, période d'évolution que le scarlatineux passera au lit et période de convalescence durant laquelle l'établissement d'un régime est chose difficile et l'albuminurie complication à redouter.

Quelle est la conduite à tenir au cours de la première période?

Le malade se présente avec des troubles digestifs plus ou moins accusés; ils sont passagers la plupart du temps et ne sont justifiables d'aucune thérapeutique. Les boissons glacées auront raison des vomissements tenaces; si le malade a de la diarrhée on se gardera d'arrêter ce flux intestinal ce qui amènerait une rétention de produits toxiques pouvant être fatale; on donnera soit des purgatifs légers qui hâteront cette élimination, soit des antiseptiques intestinaux, du benzonaphtol en particulier dont nous avons fréquemment enregistré les bons effets.

Le malade se plaindra surtout de sa gorge; il est un

moyen simple de le soulager au moyen de grands lavages de la bouche et du pharynx pratiqués au bock laveur avec 2 litres d'eau bouillie tiède. Ces lavages seront faits toutes les heures pendant la durée de l'angine. Ils soulagent beaucoup le malade, calment la dysphagie et diminuent la sécheresse de la gorge. On pourra faire aussi des pulvérisations de solutions antiseptiques étendues : acide borique, menthol; les malades préfèrent les grands lavages qui les soulagent davantage.

Dans les cas d'angines pseudo-membraneuses non diphtériques, on prescrira des attouchements répétés toutes les heures avec un collutoire salicylé à 1 pour 1000. Les angines diphtériques seront justiciables de la sérothérapie spécifique.

On ne négligera pas l'antisepsie nasale en priant le malade de se faire des onctions à la vaseline boriquée-mentholée. Cette antisepsie naso-pharyngée sera préventive des otites à meilleur titre que le grand lavage nasal maintenant rejeté et qui ne contribuait qu'à propager l'infection par la trompe jusqu'à l'oreille moyenne. Cette antisepsie aura de plus le mérite d'entraver dans une certaine mesure la transmission de la maladie, le contage paraissant résider au niveau du pharynx.

L'éruption ne nécessite habituellement aucune thérapeutique spéciale; on la surveillera cependant dans le cas d'éruption *milliaire* à tendance suppurative; des soins d'antisepsie locale éviteront cette complication.

Dans les cas de scarlatines graves, deux éventualités peuvent se produire : Ou bien il s'agit de formes hyperthermiques, ou bien de formes gastro-intestinales appendiculaires et péritonéales.

« Dans les cas graves, dit H. Dufour, l'éloge de la balnéothérapie n'est plus à faire, mais je voudrais, dit cet auteur, rappeler les bons effets que j'ai obtenus d'une méthode fort délaissée : la saignée qui a été appliquée systématiquement aux cas de dyspnée toxique par empoisonnement scarlatineux en dehors de toute néphrite, albuminurie, anasarque ou anurie. »

A deux reprises nous avons baigné des malades graves, malheureusement sans succès. Nous n'avons jamais eu recours à la saignée.

Quant aux formes avec réaction appendiculaire ou péritonéale caractérisée, Kauffmann en institue ainsi le traitement : « En aucun cas la scarlatine ne doit influencer le traitement des appendicites franches. L'intervention d'urgence sera le seul traitement à opposer aux appendicites avec péritonite généralisée même à la période fébrile de la scarlatine. Les autres formes seront tranchées par l'expectative selon la conduite la plus généralement adoptée aujourd'hui. »

Durant la desquamation on évitera les causes de refroidissement pour le malade et la dissémination des squames. Que l'on admette ou non leur contagiosité comme elles peuvent être souillées de produits bucco-pharyngés, et par conséquent propager la maladie, on s'efforcera de les recueillir et de les brûler.

Des onctions de vascline boriquée empêcheront la dissémination et protégeront le malade contre le refroidissement.

Vers le quarantième jour, de grands bains savon-

neux ou des bains de sublimé, débarasseront le malade
des derniers débris épidermiques.

L'Alimentation.

La question du régime à établir au cours de la convalescence de la scarlatine donne lieu encore à l'heure
actuelle à de nombreuses discussions. Voici la règle
formelle à laquelle ont été soumis nos malades :

Séjour au lit durant durant les vingts premiers
jours :

10 premiers jours, diète lactée absolue.

10 au 20ᵉ jour, potages au lait (pâtes, bouillies).

21ᵉ au 30ᵉ jour, régime sans sel aux deux repas,
comprenant chacun :

Pain sans sel.	150 à 200 grammes
Viande sans sel	150 à 200 —
Légumes	150 à 200 —
Purées	25 centilitres
Lait comme boisson . .	2 litres

31ᵉ au 40ᵉ jour :

Pain sans sel.	250 à 300 grammes
Viande sans sel	150 à 200 —
Lait	2 à 3 litres.

Potages, œufs, légumes, en somme alimentation à
laquelle le malade est habitué en continuant le lait
comme boisson et en supprimant le sel dans la préparation des aliments.

Ce régime est très bien supporté durant vingt jours
surtout succédant à une diète lactée rigoureuse. Tous
nos malades s'y sont soumis sans intolérance. Quant à
nos résultats si l'on en excepte les quatre cas suivis de

mort par suite de complications et qui présentèrent de l'albuminurie, nous ne comptons plus que quatre cas d'albuminurie transitoire et un seul cas d'albuminurie ayant persisté plus de quarante jours.

On nous objectera peut-être la trop grande sévérité de ce régime, surtout lorsqu'on voit un médecin des hôpitaux de Paris prescrire l'alimentation des scarlatineux « dès qu'ils manifestent le désir de manger même en période fébrile ».

« Aucun de mes malades (268 cas) dit M. H. Dufour, n'est sorti de l'hôpital avec une néphrite ou de l'albuminurie après le quarante et unième jour d'isolement. » Pour cet auteur l'alimentation n'intervient pas comme cause de la néphrite scarlatineuse et si « le lait ou le régime déchloruré constituent le traitement nécessaire de la néphrite, rien ne prouve que leur usage préventif mette le malade à l'abri de cette complication ».

Peu d'auteurs ont suivi l'exemple donné par M. H. Dufour et M. J. Comby, dont la haute autorité en pathologie infantile met les affirmations au-dessus du doute, reste fidèle au régime lacté. « Les cas de néphrite grave que j'ai observés, dit M. Comby, se sont rencontrés chez des enfants qu'on avait alimentés prématurément avec de la viande. Je reste convaincu que le régime carné est funeste dans la scarlatine. Contrairement à l'opinion de M. Dufour, je persiste à croire que le régime lacté a dans la scarlatine une importance capitale et qu'il peut prévenir la néphrite encore mieux que la guérir. »

M. J. Comby prescrit le régime lacté durant les trois premières semaines, y ajoute quelques purées et des œufs les trois suivantes et ne donne jamais de viande avant le quarantième jour.

Tel est donc l'état de la question entre les partisans du régime lacté sévère, et M. H. Dufour qui soutient l'innocuité du régime carné.

Mais si le régime lacté qui fatigue et débilite les malades peut être abusif dans certain cas, le régime sans sel préconisé par F. Vidal pour la cure de déchloruration dans le mal de Bright et par Dopter dans la scarlatine semble concilier les deux théories. Ce régime est quoi qu'on en ait dit très bien toléré et amène une augmentation de poids rapide dès le début de sa prescription. Le poids reste au contraire stationnaire et souvent décroît chez le malade soumis au régime lacté même intensif.

Tels sont les résultats que nous avons obtenus par l'emploi du régime achloruré qui nous le croyons constitue un excellent traitement prophylactique de la néphrite.

Au cours de ces dernières années, divers auteurs étrangers, Palschowsky, Garlipp ont proposé l'un l'urotropine, l'autre l'helmitol comme moyens prophylactiques contre l'albuminurie. Les statistiques de ces auteurs ne diffèrent pas sensiblement de celles qui furent publiés avant ou sans l'emploi de ces médicaments dont l'usage d'ailleurs ne semble pas s'être généralisé.

Le traitement des autres complications de la scarlatine ne nous arrêtera pas longtemps. Les complications suppurées (bubons, otites, arthrites, pleurésies, péricardites), sont à signaler comme étant relativement fréquentes en ce qui concerne les adénopathies et les otites et relevant du traitement habituel.

Le rhumatisme scarlatin dont presque tous les malades ressentent les atteintes plus ou moins douloureuses est très amélioré par l'antipyrine et surtout par l'aspirine. Localement on pourra pratiquer des enveloppements au salicylate de méthyle.

Les phénomènes nerveux, l'agitation, le délire seront combattus à l'aide du chloral et de la balnéation tiède. S'il y a au contraire de l'adynamie, on donnera de la teinture de quinquina, de l'alcool, du champagne. Enfin s'il y a du collapsus, on fera des frictions stimulantes et des injections d'éther.

II. — MÉDICATION SÉROTHÉRAPIQUE

La médication de la scarlatine par les sérums est très ancienne ; le sérum artificiel fut le premier employé par Samuel (de Kœnigsberg), Michael (de Hambourg), Cantani, Berlin (de Nice), Monod, Pozzi, Lejars. D'autres auteurs se basant sur les propriétés antitoxiques du sérum sanguin normal, Fodor, Dorpat 1884, Flugge, Nuthal et Niessen, Petruscky, Behring et Büchner en préconisèrent l'emploi qui fut réalisé par Engel (de Berlin).

Vint ensuite par une déduction logique, l'emploi du sérum des convalescents, Roger cite le cas d'une scarlatine grave chez un jeune homme guéri par des injections de sérum de convalescent, Weisbecker publia des résultats analogues en 1896, Von Leyden (1897), Blumenthal (1897) de même. Pour tous ces auteurs, le streptocoque qu'on découvre souvent dans la bouche des scarlatineux n'est qu'un agent secondaire non spécifique. Mironoff en 1893, Marmorek en 1896 deviennent les promoteurs de la sérothérapie anti-streptococcique ; Aronson, Baginsky préparent également des sérums monovalents, en pensant que si le streptocoque n'est pas l'agent pathogène de la scarlatine, il intervient cependant comme facteur étiologique accessoire. Pour Kurth, Palmirsky, Zebrowsky, les streptocoques décelés sont bien spécifiques.

Moser (1902) fut l'un des premiers à faire jouer au streptocoque un rôle important dans la scarlatine ; ainsi proposa-t-il un sérum en se servant des streptocoques isolés du sang du cœur de nombreux enfants morts de scarlatine ; il intitule alors son sérum : sérum polyvalent.

Von Bokay et Escherich utilisèrent avec succès ce sérum à Vienne. D'après Escherich, l'emploi précoce et massif du sérum (100, 200 centimètres cubes) aménerait une chute brusque de la température et une amélioration considérable de l'état général.

Popischill a constaté ces mêmes symptômes, ainsi que la « régularisation du pouls et de la température, la disparition de la cyanose et de la fétidité de l'haleine ». Von Bokay en 1904 traita 12 cas graves par des doses massives de sérum (200 centimètres cubes), chez tous les malades le sérum a amené une amélioration très nette ; les enfants qui étaient sans connaissance et en proie au délire reprenaient le lendemain de l'injection leur aspect normal. La température baissait subitement de 3 degrés. L'auteur est persuadé des propriétés au moins antitoxiques de ce sérum, dont il préconise hautement l'emploi.

Heubner à Vienne, relata aussi des améliorations considérables dues au sérum sans que son emploi dit-il, « semble prévenir une endocardite ou une septicémie ».

En 1905, Schik rapporte le résultat de ses observations prises à la clinique de Vienne et souhaite la généralisation du traitement par le sérum.

Schik à Berlin signale la guérison d'angines pseudo-membraneuses et due au sérum de Moser.

De nombreux sérums ont été proposés en Allemagne depuis les premières recherches de Moser; Menzer à Berlin à préparé un sérum polyvalent, dont nous avons pu nous procurer quelques échantillons et qui seront expérimentés au laboratoire d'hygiène de la Faculté. Les streptocoques servant à l'immunisation des grands animaux sont prélevés sur l'homme sans avoir subi un passage chez l'animal comme pour le sérum de Marmorek; Meyer, Berlin et Ruppel préparent un sérum provenant de chevaux immunisés par des cultures de streptocoques provenant de différentes sources. Les auteurs le recommandent particulièrement dans la fièvre puerpérale septique, les phlegmons, les angines, l'érysipèle, la péritonite, la scarlatine comme dans toutes les infections secondaires relevant du streptocoque.

Malgré ces résultats dont la plupart paraissent encourageants, il existe un certain nombre de cliniciens qui font des réserves ou même proscrivent l'emploi du sérum antiscarlatineux. Baginsky à Berlin, Czerny à

Breslau, Ganghofner à Prague et d'autres ont renoncé à la sérothérapie.

D'ailleurs, le point de départ de cette thérapeutique est-il bien exact : du fait que le streptocoque se trouve dans la gorge des scarlatineux est-il pour cela le germe pathogène de la maladie.

De nombreuses hémo-cultures ont été faites à l'Hôpital militaire de Lyon ce n'est qu'à de très rares exceptions que l'on trouva des streptocoques; Hectoen (1903) sur 100 cas ne trouva que 12 fois du strepto-coque dans le sang. De plus l'agglutination des strep-tocoques isolés par le sérum scarlatineux n'a rien de spécifique. Veaver mit bien ce fait en évidence. Dopter fit les mêmes remarques. Iogiches a vu que quand le sérum des scarlatineux agglutinait les streptocoques recueillis chez eux, l'agglutination se faisait aussi pour les streptocoques d'autre origine.

Besredka et Dopter ont montré également que le sérum des scarlatineux est dépourvu de fixateur spéci-fique (sensibilisatrice) vis-à-vis des streptocoques isolés. « Le streptocoque ne semble donc jouer qu'un rôle secondaire dans la scarlatine, le véritable agent est encore à trouver. »

Mais ceci ne veut pas dire qu'il faut retirer au sérum toute influence utile. Menzer a traité par son sérum antistreptococcique 22 tuberculeux à diverses pé-riodes se basant sur ce fait que le streptocoque est fréquemment allié au bacille de Koch. Les résultats n'ont pas déçu son attente et ses malades ont été sen-siblement améliorés. Cet amendement n'est pas non plus en faveur de la spécificité du streptocoque associé et du sérum employé pas plus dit Besredka que le streptocoque associé de la variole n'en est l'agent pathogène.

Le sérum anti-streptococcique est-il donc à bannir complètement de la thérapeutique de la scarlatine : non, et les résultats obtenus à la Clinique de Vienne de 1898 à 1903 où la mortalité tomba de 12,86 pour 100 à 6,70 pour 100 ne sont pas négligeables. Les auteurs allemands signalent les bons résultats obtenus dans les accidents streptococciques généralisés : péritonites, pérityphlites ; la thérapeutique par les sérums des formes de scarlatine à réaction abdominale sera donc à essayer et permettra l'évaluation dans une certaine mesure de l'efficacité du sérum antiscarlatineux.

M. le professeur Weill a bien voulu nous communiquer l'observation suivante relative à une scarlatine traitée par le sérum de Marmorek.

Jeune garçon de sept ans et demi. Présente au quatrième jour de sa maladie une hypertrophie amygdalienne considérable. Gros ganglions du cou. Délire nocturne. T. 39,9. Pas d'albuminurie.

Le lendemain (2 juillet 1907), injection de 20 centimètres cubes de sérum anti-streptococcique de Marmorek.

Le 5 juillet, nouvelle injection de 20 centimètres cubes.
Le 4 juillet,   —·   —   —
Le 5 juillet,   —   —   —
Les amygdales se dépouillent un peu.

Le 7 juillet, nouvelle injection de 20 centimètres cubes. Amélioration générale.

Le 8 juillet, nouvelle injection de 20 centimètres cubes. Chute de la température.

L'amélioration ne semble donc se produire conformément aux dires des médecins allemands qu'après l'emploi de doses considérables de sérum.

Avant de terminer ce chapitre, nous tenons à dire un mot du vaccin antiscarlatineux préparé par Gabritschewsky. Ce vaccin est une culture en bouillon de streptocoques isolés chez un scarlatineux, chauffée à 60 degrés et additionnée de 5 décigrammes pour 100 d'acide phénique.

L'auteur a été amené à l'idée de cette vaccination contre la scarlatine par l'analogie qui existe entre la gourme des chevaux et la scarlatine. Des auteurs allemands, Behla en particulier ont signalé chez les chevaux des phénomènes analogues à ce que l'on constate dans la scarlatine humaine, langue rouge desquamante, angine, réaction ganglionnaire, température. Mais s'agit-il là de scarlatine ou de gourme. En tous cas, si même la culture chauffée de streptocoques vaccinait contre la gourme, rien ne prouverait que ce procédé soit applicable à la scarlatine qui demeure assez isolée de la gourme. De plus, en admettant que la scarlatine soit une streptococcie, il ne faut pas oublier que les infections à streptocoques sont précisément celles dans lesquelles on n'arrive pas à vacciner les animaux par l'emploi de cultures mortes.

Tel est, à l'heure actuelle, l'état de la question du traitement dans la scarlatine. La sérothérapie est peu employée, le vaccin de Gabritschewsky n'a pas encore fait ses preuves. Seul demeure le traitement symptomatique qui se résume en peu de mots. Isolement prophylactique pendant la période contagieuse. La loi de 1902 demeurant appliquée, les malades seront isolés pendant quarante jours; mais les squames ne paraissant pas contagieuses, du moins par elles-mêmes, on pourra sans inconvénient à temps écoulé, renvoyer les sujets dans leur famille et leur faire reprendre leur place dans la société.

L'antisepsie bucco-pharyngée en détruisant sur place le contage sera la meilleure prophylaxie à réaliser.

Enfin on préviendra la néphrite par une alimentation bien réglée et par la suppression du sel dans la préparation des aliments durant toute la durée de l'isolement.

TROISIÈME PARTIE

LA CONTAGIOSITÉ DE LA SCARLATINE

SA DURÉE. SON MÉCANISME

Nous n'avons pas l'intention de refaire ici l'épidémiologie complète de la scarlatine, mais d'éclairer seulement dans la mesure du possible, la question encore obscure de la contagion ; de nombreuses études dues aux médecins militaires ont été faites durant ces dernières années sur ce sujet ; nous ne saurions les rapporter toutes ici ; nous nous contenterons seulement de donner les résultats généraux concernant la période de contagiosité, sa durée et son mécanisme.

La scarlatine est une maladie essentiellement contagieuse naissant et se développant par le contage direct ou indirect ; elle est moins contagieuse que la variole et la rougeole, différence qui lui a fait contester cette propriété (Kelsch). Sa transmissibilité n'est pas démontrée à la vérité d'une façon probante par l'inoculation (Stoll Miguel-d'Amboise, Leroy d'Étiolles, Petit-Radel Stickler) mais son développement dans les collectivités dès l'arrivé d'un sujet contaminé, sa situation géographique en font une maladie contagieuse au même titre que son allure clinique en fait une entité pathologique. Ce sont là des points bien acquis et nous ne nous y arrêterons pas, nous réservant de traiter seulement les questions en litige.

I. — PÉRIODE DE CONTAGIOSITÉ DE LA SCARLATINE

On crut longtemps que la scarlatine n'était contagieuse qu'à la période de desquamation et les deux faits bien connus de Sanné et de Grasset ont longtemps fait autorité à ce sujet. De plus, les contaminations à longue échéance, longtemps après la disparition de l'épidémie faisaient penser à la permanence d'un contage dans les squames épidermiques, attribuant par conséquence à celles-ci un pouvoir virulent.

Mais dès 1883 Geschwind et Randsonne signalent des faits indiscutables de contagion à la période d'invasion. Girard de Marseille signale des faits analogues. Pour Cadet de Gassicourt, Sevestre, la transmission dès la période d'éruption est certaine.

Le fait rapporté par Varnali est à signaler. Un malade atteint de scarlatine diagnostiquée meurt en cinq jours. Son frère qui n'a pas quitté la maison contracte la scarlatine trois mois après et meurt en cinq jours également. Le contage s'il remonte bien à la scarlatine fraternelle fut donc émis à la période éruptive, le malade au cinquième jour n'ayant présenté aucune desquamation.

« Lorsque, écrit M. Lemoine dans sa communication sur ce sujet à la Société médicale des Hôpitaux, cette fièvre éruptive vient à se développer dans un corps de troupes, les malades sont envoyés à l'hôpital dès le début de l'éruption ou même avant, jamais on ne les maintient à la caserne jusqu'à la desquamation et cependant l'affection continue à progresser, portant en général ses atteintes sur les groupes dont faisaient partie les hommes précédemment hospitalisés ce qui accuse nettement la contagion dans l'extension de la maladie. »

Un médecin militaire bavarois Vogl conclut de l'étude de deux épidémies qu'il observa dans le casernes de Munich que la transmission s'effectua le plus souvent par contage direct et de trois à cinq jours avant l'apparition des premiers symptômes.

M. le médecin principal Boisson d'après une étude faite à l'École du service de santé militaire, insiste sur la contagiosité de la scarlatine à la période d'invasion. Sur 15 cas bien observés 6 furent redevables d'une contamination à la période d'invasion.

Le point de départ du contage paraît être buccal. « Le germe de la scarlatine, dit le professeur Vincent, réside essentiellement dans les sécrétions bucco-pharyngées, la salive, le mucus nasal, laryngé, trachéal et bronchique » (Stikler). « Le malade souille ses effets, sa literie, les murs, les planchers ainsi que l'air lui-même par les particules salivaires et muqueuses qu'il expulse dans l'acte de parler, de tousser, de cracher, d'éternuer. Le ptyalisme exagéré entretenu par la dysphagie et l'angine favorise beaucoup la dispersion. »

Au cours de l'épidémie de 1907-1908 nous avons fait les mêmes remarques que les auteurs plus haut cités; il est intéressant d'ailleurs de remarquer d'une manière générale comment s'effectue le début de l'épidémie. Fin novembre, alors que depuis quatre mois aucun scarlatineux n'était en traitement à l'hôpital, l'épidémie se déclare simultanément dans quatre corps différents de la garnison (2e Dragons, 6e d'Artillerie, 10e Cuirassiers et 98e régiment d'Infanterie). Elle se développe avec une intensité particulière au 98e régiment d'infanterie qui offrit à lui tout seul une mortalité plus considérable que tous les régiments des troupes montées réunis, soit 40 cas sur les 100 de l'épidémie.

Nombre de faits plaident donc en faveur de la contagiosité de la scarlatine à la période d'invasion ou du moins d'éruption. Nous-mêmes avons été contagioné auprès d'un malade entré le matin même à l'hôpital avec une éruption très intense et que nous avons longuement examiné; à cette époque, aucun malade en état de desquamation ne se trouvait dans la salle; malgré cela quatre jours après une angine douloureuse nettement scarlatineuse nous contraignait à l'isolement et une éruption généralisée que suivit une légère desquamation au dixième jour, confirmèrent le diagnostic.

Tels sont les faits qui plaident en faveur de la contagion de la scarlatine durant les premières périodes de la maladie. Mais pendant combien de temps un scarlatineux demeure-t-il contagieux?

II. — DURÉE DE LA CONTAGIOSITÉ

« Le maximum de contagiosité, dit Vincent, se présente au début de la maladie quand apparaissent l'angine et la fièvre, avant l'exanthème. La contagiosité continue pendant la phase éruptive. Enfin il n'est pas douteux que la maladie puisse être communiquée pendant la convalescence et à la période de desquamation. Le virus scarlatineux dont la nature est encore inconnue est en effet tenace et adhère aux téguments, aux cheveux, à la barbe, aux vêtements des malades. »

La contagion à longue échéance n'est pas douteuse.

Neech signale un cas de contagion trois mois après le début de l'éruption. Johanessen, vingt ans après; Fiessinger (1892) n'admet pas la contagion à la période éruptive mais croit à la contagion à longue échéance. Il faut cependant faire une distinction entre cette contagion à longue échéance et le pouvoir infectant des squames. La première n'est pas douteuse et nous pouvons ajouter aux cas cités plus haut ceux de Spear : un convalescent contamine son jeune frère trois mois après le début de la maladie; Wood : un frère, contamine son frère quarante-deux jours après l'angine; Bond : six semaines après le début de la maladie un scarlatineux ne desquamant plus depuis quinze jours, contamine sa sœur. Lerouvillois, cite un cas de contamination au cinquantième jour.

Mais les échéances longues de six semaines ou plus sont passibles d'une objection. Ce ne sont pas les cas incriminés qui sont les agents de la contagion lointaine; il y a longtemps que toute trace de desquamation a disparu, mais ce sont les cas frustes inaperçus.

Avant de faire leur étude nous tenons à dire un mot des intermédiaires probables ou possibles de la contagion, squames, produits bucco-pharyngés, lait.

III. — MÉCANISME DE LA CONTAGION.
LES PRODUITS BUCCO-PHARYNGÉS. — LES SQUAMES.
LEUR ROLE DANS LA PROPAGATION DE LA SCARLATINE.
LE LAIT.

On a longtemps cru à la contagion certaine et unique de la scarlatine par les squames et les deux faits historiques de Sanné et Grasset ont servi de base à toute une théorie ; Guinon, Wurtz qui assimilent les produits d'exfoliation aux croutes varioliques, font de la desquamation une période très contagieuse. Pour Legendre, les squames de première génération seraient contagieuses, les suivantes ne le seraient plus.

Nous avons consulté personnellement le professeur Koths de Strasbourg chargé de la clinique des maladies infantiles à l'Université de cette ville. Ce savant maitre croit à l'extrême contagiosité des squames par leur pouvoir infectant autonome. Aussi garde-t-il dans son service jusqu'à disparition complète des traces de desquamation les petits malades atteints de scarlatine.

Cependant au cours de ces dernières années l'opinion sur ce sujet sembla quelque peu se modifier. Le fait de dépister soudain dans une collectivité des scarlatineux en pleine desquamation sans que pour cela se déclarât une épidémie ébranla la conviction. M. Doche avait rapporté une observation dans laquelle un sujet en pleine desquamation a vécu au milieu d'un groupe d'hommes sans que sa présence ait déterminé un seul des cas de scarlatine.

Nous avons fait la même constatation au cours de

cet été. Une famille traversa toute la France de l'Ouest à l'Est avec un enfant qui arriva à destination en état de desquamation; l'enfant jouait depuis plusieurs jours avec d'autres enfants du voisinage lorsqu'on s'aperçut de la desquamation très avancée de la paume des mains. L'étude des anamnestiques révéla une éruption antérieure qui avait été jugée sans importance; malgré ces faits aucun cas de scarlatine ne se déclara parmi les enfants qui avait été en contact avec la fillette en question.

En 1902 M. Millard a fait auprès de 31 médecins des hôpitaux de Londres une enquête qui aurait démontré le peu de pouvoir contagieux des débris épidermiques car 16 de ces médecins ont répondu que pour eux ces squames ne paraissent pas jouer de rôle actif; ce qui le prouve dit cet auteur c'est que la desquamation peut continuer quand tout danger de contamination a disparu.

M. Lemoine fit des recherches sur ce sujet dans son service de contagieux du Val-de-Grâce.

Pendant une épidémie de scarlatine il a remis à cinquante-cinq convalescents, chez lesquels au moment de la sortie la desquamation persistait encore bien qu'ils aient été maintenus à l'hôpital quarante et même cinquante jours, une carte postale qui devait lui être renvoyée vingt jours après la rentrée dans leur famille et disant si oui ou non dans leur entourage des cas de scarlatine s'étaient déclarés. Toutes les réponses furent négatives. Il faut dire qu'avant de quitter l'hôpital tout ces malades avaient pris au minimum cinq bains savonneux et que durant leur scarlatine il leur avait été fait à tous des irrigations pharyngiennes avec des liquides antiseptiques. Enfin la desquamation persistante étant le plus habituellement localisée aux membres inférieurs.

Quand on rapporte des cas de contagion scarlatineuse due à des squames épidémiques, il est nécessaire de spécifier d'une part la période de la maladie à laquelle elle appartient, d'autre part, la région d'où elles proviennent. En effet, quand elles siègent à la face, aux mains, régions constamment souillées par la sécrétion de la gorge et la salivation abondante, des particules de ces régions peuvent être projetées au dehors et devenir le point de départ de la contagion. Car si la contagion de la scarlatine s'effectue surtout pendant ses périodes éruptive et prééruptive, il faut en conclure, dit Kelsch, « que le contage est élaboré dès le début de l'affection ».

Voici l'opinion de M. Kelsch au sujet de la contamination par les squames. « Pour que les squames puissent être justement incriminées, il faudrait qu'elles se maintiennent infectantes après avoir été transportées loin du foyer morbide où elles ont été émises. Or nous nous ne possédons guère que deux témoignages de cet ordre. » M. Schoull de Tunis, en 1905, a cité un troisième cas analogue, il s'agit de scarlatine communiquée par une lettre. Or de ces trois observations, l'une dit expressément qu'une squame fut incluse dans la lettre ; dans les deux autres on n'a pas trouvé de débris épidermiques, mais le malade était en pleine desquamation quand il l'a écrite.

En terminant, M. Lemoine dit : « en face de mes

cinquante et une observations, en face des cas observés par les médecins anglais, il est difficile d'admettre la contagion de la scarlatine par les débris épidermiques desquamés ». M. Lemoine cite encore le fait suivant ; des salles de scarlatineux doivent être rapidement évacuées en raison des besoins du service pour être occupées par des malades atteints d'oreillons ou de rougeole. Sans doute les précautions de nettoyage avaient été prescrites, mais il est douteux qu'elles avaient été exécutées complètement. La seule mesure ponctuellement appliquée était la désinfection de la literie, malgré cela il est probable que des squames étaient restées entre les fentes du parquet, sur les meubles, sur les lits eux-mêmes. Or jamais on ne constata un seul cas de contagion de scarlatine. M. Simonin fit les mêmes observations pendant un séjour de cinq années dans le service des contagieux du Val-de-Grâce.

En réalité, les squames de la scarlatine ne sont pas virulentes par elles-mêmes : elles peuvent transmettre le contage mais seulement au même titre que les vêtements et la durée de la contagiosité est tout à fait indépendante de la desquamation. On peut même dire que, quand les éléments pathogènes ont disparu de la cavité bucco-pharyngienne et que après la première desquamation on a donné au malade deux ou trois bains il n'y a plus de danger de ce côté. Les matières fécales et les urines sont peut-être contagieuses du fait de la déglutition de salive contaminée. Pour Sieur, les infections naso-pharyngées et otitiques pourraient également servir de véhicule au germe infectant.

Mécanisme de la contagion.

La contagion directe n'est pas contestable ; elle relève de l'observation journalière. La contagion indirecte doit être distinguée suivant deux modalités, à brève et à longue échéance.

La contagion indirecte à brève échéance n'est pas douteuse : en est-il de même pour la contagion indirecte à longue échéance. On le croyait autrefois à cause de la ténacité de la scarlatine et son acharnement à frapper certains milieux (casernes, collèges, etc.)

Pour expliquer la ténacité des épidémies de scarlatine deux hypothèses se présentent à l'esprit : ou bien il y a permanence du germe dans le milieu extérieur, ou bien dissémination de l'épidémie par des scarlatines méconnues, des cas frustes.

Lemoine n'admet pas la persistance du germe dans les locaux préalablement infectés.

Comte fournit contre l'hypothèse de la permanence de l'agent scarlatineux dans le milieu extérieur les arguments suivants :

« Si, dit-il, les germes persistants avaient l'importance qu'on leur reconnaissait naguère, on devrait après les fortes épidémies de scarlatine, observer chez les nouveaux venus plus de cas qu'après les manifestations restreintes. Or, c'est absolument le contraire qui ressort de l'ensemble des chiffres relevés dans les statistiques. Ordinairement, au cours de ces dix-neuf dernières années, les plus forts chiffres sont suivis des plus petits, souvent de zéros. Dans les fortes épidémies, tous les réceptifs sont pris sous forme complète ou fruste. Il ne reste personne pour faire la chaîne entre les différentes apparitions de la scarlatine. »

Un autre fait en contradiction avec l'hypothèse de la persistance du contage, c'est le peu d'efficacité des désinfections. Cette allure capricieuse des épidémies sans compter ses oscillations de gravité a été bien notée par Comte, Lemoine, Bergougnioux. Lemoine, en particulier, signale le début de l'épidémie d'Orléans de 1899. Un cas fut découvert : des mesures très rigoureuses furent prises et l'épidémie ne se développa pas. Inversement, en 1900, après les mêmes mesures prophylactiques, on ne put enrayer le développement de la scarlatine dans la garnison. Le peu d'efficacité des désinfections fait donc penser que l'on n'agit pas sur l'agent de la scarlatine, mais qu'à ce moment là il a échappé à toute tentative de destruction.

Avant de terminer ce chapitre, nous tenons à dire un mot de la transmission possible du contage par le lait. Ce sont les auteurs anglais qui ont attiré l'attention sur ce mode de contamination qui n'a d'ailleurs jamais été observé en France. Bell, Thomas, Taylor, Aizy, Joulis, Buchanam ont rapporté l'histoire de petites épidémies qui auraient reconnu pareille origine. On connaît l'histoire de cette épidémie de scarlatine qui se déclara en 1885, à Londres, parmi les clients d'une laiterie de Hendon; à la même époque on constatait chez les vaches de cette dernière « du catarrhe des muqueuses, de l'érythème, suivi de desquamation au pourtour des yeux, sur la croupe et sur la face interne des cuisses; enfin une éruption sur les mamelles et les pis de pustules remplies de sérosité, qui se déchiraient pendant la traite et laissaient à leur place des ulcérations croûteuses d'assez longue durée. Power, qui étudia cette épidémie, considéra l'épidémie des vaches comme étant la cause de la maladie de ses clients, et le lait comme véhicule des premiers aux seconds ». Klein innocula la sérosité des pustules des vaches à quatre veaux et vit éclore des pustules semblables à celles qui lui avaient fourni le virus. Il retrouva dans leur contenu un coccus en chaînette qui fut retrouvé plus tard dans le sang des animaux qui avaient présenté les premières atteintes et chez ceux qui avaient été inoculés. Chez 4 scarlatineux sur 11 examinés, Klein retrouva ce coccus et crut faire ainsi la preuve de l'identité des deux affections.

Duclaux et plus tard Crookshank ruinèrent cette théorie en démontrant que la maladie des vaches de la laiterie d'Hendon n'était que du cow-pox modifié par une streptococcie secondaire.

Pour Stickler, il y aurait une certaine parenté entre la fièvre aphteuse du bétail et la scarlatine. Au cours d'une épizootie survenue à Dover en 1884, 205 personnes qui avaient consommé du lait provenant d'animaux malades « furent atteintes d'adénites et d'angine. Stickler inocula le virus à trois enfants vierges de toute atteinte antérieure et les exposa à la contamination ». Ils ne contractèrent pas la scarlatine et Stickler conclut à leur immunité du fait de l'inoculation. Mais pareille observation n'a jamais été faite et la scarlatine ne paraît pas avoir de prédilection pour les pays où la fièvre aphteuse est endémique.

Ekholm attribue à la transmission par le lait, en lui

refusant tout rôle autre que celui de véhicule, d'agent de contagion indirecte, une petite épidémie constatée à Wasa ; elle se déclara parmi les clients d'une même vacherie. Après des recherches, on découvrit qu'une jeune servante avait présenté, quelques jours auparavant, une angine phlegmoneuse sans exanthème.

Tingvall étudia à Weskras (Suède), en 1902, une épidémie de 27 cas parmi des familles recevant leur lait de la même vacherie et le consommant non bouilli. Parmi le personnel de la laiterie, il découvrit 18 cas de scarlatine dont 4 avec néphrite hémorragique.

Hamilton considère le lait comme un milieu de culture pour le poison scarlatineux, mais jusqu'à présent on ne connaît aucune maladie de la vache se rapprochant de la scarlatine humaine.

Le Cas fruste.

Il est facile d'expliquer la ténacité apparente du contage scarlatineux par la scarlatine méconnue : « le cas fruste ».

Au point de vue clinique, les formes frustes de la scarlatine passant souvent inaperçues du malade lui-même, sont fort nombreuses. La même constatation a été faite pour les épidémies de diphtérie.

On peut observer des angines sans éruption ; nous en avons signalé six cas au cours de l'épidémie de 1908. Tantôt il y a concomittance, mais ces deux symptômes très peu accusés passent inaperçus (Herbecq) Bayonne, 1897).

L'éruption peut être fugace et l'angine demeurer seule (Poigné, 4e chasseurs. Saint-Germain, 1888).

Mais la desquamation consécutive, qui elle-même, peut manquer, l'albuminurie trahissent l'existence de la maladie.

Ces modalités de la scarlatine évoluent sans fièvre, (Trousseau, Wertheimer, Fiessinger, Letulle, Couatarmanach, Caziot), et on comprend toutes les difficultés éprouvées par le médecin pour dépister ces cas bâtards qui sont contagieux au même titre que les plus caractérisés.

Les cas de scarlatine fruste sont bien connus dans l'armée. En 1901, à Poitiers, une épidémie se déclara, après avoir longtemps présenté une forme angineuse commune. A Saint-Mihiel, Paris, on observa au cours de cette même année, des néphrites dues à des scarlatines méconnues. A Tours, en 1903, 91 cas, 2 décès furent observés; les malades entraient à l'hôpital en état d'anasarque. Durant l'épidémie que nous avons observée, de nombreux cas se déclarèrent chez des angineux soignés comme tels à l'hôpital. Une éruption fugace, quelquefois nulle, suivie d'une desquamation légère constituaient tous les symptômes observables; le diagnostic n'étant possible que par la recherche des troubles gastriques et de la tachycardie.

Rôle du cas fruste.

Le rôle du cas fruste est considérable dans la production des épidémies qu'il importe et propage.

Le cas fruste domine l'étiologie de la scarlatine.

L'étude comparative du mode d'apparition de la rougeole et de la scarlatine est intéressante à ce sujet. Alors que la rougeole frappe ou prend comme en masse, procède, on l'a dit par explosion, la scarlatine dissémine ses atteintes et donne de petites épidémies absolument variables, reliées par des cas intermédiaires : l'épidémie est dite en chaîne. La rougeole revêt un type clinique plus stable que la scarlatine ; elle ne donne pas naissance au cas fruste, et c'est peut-être là l'explication de ce que l'on considère comme étant le fait de la fragilité du germe morbilleux. La scarlatine semble ne frapper autour d'elle que quelques individus qui sont bientôt découverts et isolés ; mais d'autres, porteurs seulement d'angine ou de scarlatines frustes, ambulatoires, transmettront l'épidémie au loin et à longue échéance en faisant croire à la persistance d'un contage dans le milieu extérieur.

Le cas fruste est donc très redoutable par ses modalités multiples. Il importe la maladie et la propage insidieusement ; enfin, il est un facteur d'autant plus redoutable que son existence est méconnue.

On voit le rôle considérable joué par le cas fruste dans la propagation des épidémies de scarlatine. La maladie ne se développe dans une collectivité qu'à la faveur d'une fissure dans ses défenses prophylactiques. Les médecins militaires connaissent bien l'influence des incorporations de jeunes soldats, des permissionnaires, des réservistes, comme facteur les plus habituels de l'apport du germe scarlatineux dans les casernes. A Mâcon, en 1905, dit Vincent, cinq cas de scarlatine se déclarèrent à la suite du retour d'un permissionnaire qui avait séjourné six jours auparavant dans une localité suspecte. A Parthenay, en 1902, la scarlatine fut importée au retour des vacances de

Pâques, par des permissionnaires revenus du département de la Vienne où régnait la scarlatine, ces militaires peuvent aussi avoir transmis la scarlatine directement en étant eux-mêmes des cas frustes, facteurs inconscients de scarlatines méconnues. Ces cas frustes jouent un rôle considérable dans la propagation de la scarlatine parmi les milieux militaires ; les malades qui en sont porteurs vont et viennent à travers les collectivités, d'autant plus redoutables qu'ils sont méconnus et libérés de toute mesure qui pourrait entraver la vitalité du contage qu'ils véhiculent.

Comme conséquence de cette importation et propagation du contage scarlatineux, le cas fruste est un facteur de gravité. C'est lui qui met en échec toutes les mesures de prophylaxie et qui rend insuffisantes les désinfections les plus consciencieuses. La ténacité de la scarlatine sur certains casernements (Compiègne, 5ᵉ dragons; Poitiers, Saint-Nazaire, Nancy, Melun, 18ᵉ dragons) n'est pas due à la persistance d'un germe dans le milieu extérieur, mais à la contagion inter-humaine s'exerçant par le cas fruste.

En résumé :

Dans la scarlatine, le sujet atteint présente le maximum de contagiosité à la période d'invasion, c'est-à-dire au moment où, dit M. Vincent, le diagnostic clinique n'est pas encore établi. Les mesures prophylactiques ne peuvent donc être prises toujours en temps utile. La longue durée des épidémies paraît être le fait non pas tant de la persistance ou la résistance d'un germe, que de la fréquence des cas abortifs, des « scar-

latines ambulatoires », simples indispositions éphé-
mères n'entraînant aucune incapacité de service.

« Le danger constitué par de tels cas s'aggrave lorsque, méconnaissant la nature exacte du mal qui se dis-
simule sous une symptomatologie aussi effacée, on se
contente » d'observer ces malades, de les dispenser
de tout service. Libres et inoccupés, ces demi-malades
errent dans les casernes et dispersent partout avec
leurs sécrétions bucco-pharyngées le mal dont ils sont
atteints.

Telle est, croyons-nous, l'explication plausible des
épidémies de scarlatine, longues et tenaces, qui sévis-
sent aussi bien dans l'armée que dans la société civile.
Le mécanisme de production est identique. C'est la
contamination insidieuse par des scarlatines méconnues, des cas frustes.

CONCLUSIONS

I. Sur une épidémie de scarlatine comprenant 100 cas et survenue dans la garnison de Lyon en 1907-1908, nous avons observé à la période de début et dans 70 pour 100 des cas environ des troubles gastro-intestinaux, qui, alliés à des symptômes à peu près constants comme l'angine et la tachycardie, permettent un diagnostic précoce.

Ces troubles seraient dus, pour Kauffmann, à une réaction appendiculaire. Sur les soixante-dix malades qui ont présenté des troubles gastriques, nous avons pu faire une fois le diagnostic d'appendicite.

II. Le traitement de la scarlatine, à l'heure actuelle, consiste surtout dans l'antisepsie bucco-pharyngée et la prophylaxie de la néphrite. Celle-ci paraît évitable dans une certaine mesure, grâce à l'emploi du régime lacté exclusif durant les vingt premiers jours de l'isolement et le régime déchloruré pendant les vingt derniers. Au cours de l'épidémie, nous n'avons observé après l'établissement rigoureux de ce régime que neuf cas d'albuminurie, dont un seul persista plus d'un mois.

III. Au point de vue épidémiologique, la scarlatine semble surtout contagieuse à la période de début. La recherche de la triade symptomatique « troubles digestifs, angine, tachycardie » aidera au diagnostic précoce. Ce sera, en effet, la meilleure prophylaxie à pratiquer que d'isoler le malade le plus tôt possible. On évitera ainsi la scarlatine ambulatoire, le cas fruste qui propage l'épidémie sans qu'on ait aucun recours contre lui.

IV. De ce que la scarlatine est contagieuse à la période de début et se propage surtout par les cas frustes, il ne s'ensuit pas que les mesures de désinfection soient inutiles, le virus scarlatin étant probablement résistant.

A la suite de la déclaration légale d'une scarlatine, les mesures ordinaires de désinfection, au cours de la maladie et après, seront prises, le malade ayant pu contaminer sa literie, ses vêtements, les parois de la chambre, les objets qui l'entourent et l'atmosphère même en disséminant partout par le fait de cracher, de tousser, d'éternuer, les produits virulents de son pharynx.

Quant aux squames, elles ne seraient contagieuses qu'indirectement, après avoir été souillées par des produits bucco-pharyngés.

Antisepsie de la gorge et du nez, désinfections précoces, recherche et isolement des cas frustes, résument en peu de mots la prophylaxie de la scarlatine.

BIBLIOGRAPHIE

ALBANEL, Note sur une épidémie de scarlatine (*Annales de chirurgie et médecine infantile*, Paris, 1905).

ANTONIN, *De la sérothérapie dans la scarlatine* (thèse de Montpellier, 1908).

ANTONY, Relation d'une épidémie de scarlatine à rechute (*Archives de médecine militaire*, 1884).

ARONSON, Uber Streptokokken des Scharlachs (*Deutsche med. Woch.*, 1902).

HAGINSKY, Zur Verbreitung von Infectionskrankheiten durch Gemiszrohen Milsch (*Deutsche med. Woch.*, 1886, p. 494).

— Uber Constanten Bacterien Berundl (*Berlin. klin. Woch.*, 1900).

BALAZS, Experimentelle Beitrage zur Verhütung des Scharlachnephritis mit Helmitol (*Petersburg. med. chir. Presse*, 1906).

BARDON, *Quelques mots sur le rôle étiologique des maladies infectieuses dans l'appendicite* (thèse de Paris, 1904).

BARETTE, des Appendicites (*An. médicale de Caen*, 1900).

BARRY, Period of incubation of scarlet fever (*Brit. med. Journal*, 1882, 1886).

BARBALI, Causes de l'appendicite (*Gazette médicale du Centre*, Tours, 1902).

BEAUSSENAT, *Appendicite expérimentale* (thèse de Paris, 1896).

BÉCLÈRE, l'Albuminurie et l'alimentation dans la scarlatine (*Bulletins et Mémoires de la Société médicale des hôpitaux de Paris*, 1905, p. 478-480).

BEHLA, Uber das Vorkom von Scharlach bei Thieren (*Centralblatt fur Backteriologie und Parasitologie*, 1897).

BENECH, Contagion de la scarlatine et sa prophylarie. Renseignements sur le XXe corps, avril 1906.

BERGÉ, Société de biologie, 11 décembre 1895.
— Thèse de Paris, 1893.
BERTRAND, *Contribution à l'étude de la scarlatine chez le soldat* (thèse de Nancy, 1894).
BESREDKA et DOPTER, *Annales de l'Institut Pasteur*, juin 1904.
— *La médication antistreptococcique.*
BOISSON, la Contagion de la scarlatine et sa prophylaxie *(Annales d'hygiène publique et de médecine légale, t. V, mars 1906).*
VON BOKAY, *Meine neuren Erfarungen über Mosersche polyvalente serum im Scharlach Jahrbuch für Kinderheilkunde,* Berlin, 1905.
BONJOUR, *Adénopathies périappendiculaires* (thèse de Paris, 1902).
CADET DE GASSICOURT, de l'Eruption scarlatineuse *(France médicale,* Paris, 1880).
— De l'Angine scarlatineuse *(Traité des maladies épidémiques de l'enfance,* 1881).
CAZIOT, la Scarlatine latente et son importance épidémiologique *(Semaine médicale,* 1903, XXII).
— La Scarlatineapyrétique et ses relations avec la scarlatine dite latente *(Nord médical,* Lille, 1904).
CHAMBARD, *Contribution à l'étude de l'étiologie et de la pathogénie de l'appendicite* (thèse de Lyon, 1898).
CHAMBON, Scarlatine et appendicite *(Annales médicales de Caen,* 1900).
CHAUVEL, l'Appendicite dans l'armée *(Archives de médecine et de pharmacie militaires,* 1899).
CNOPF, Uber den Einfluss des roten Lichtes auf Scharlachkranke Welches in Nuremberg Kinderhospital beobachtet werde *(Munschner med. Woch.,* 1905).
COLIN, *Traité des maladies des armées.*
— Morbidité militaire *(Dictionnaire Dechambre).*
COMBY, la Scarlatine à l'hôpital Trousseau en 1896.
— *Journal des Praticiens,* 1897.
— *Bulletin de la Société médicale des hôpitaux de Paris,* 1896.
— *Alimentation dans la scarlatine,* 1905.
— *Traité des maladies de l'enfance.*
COUATARMANACH, *Etude sur une forme anormale de la scarlatine* (thèse de Paris, 1893).
COURMONT (Jules), Cours d'hygiène, 1908 ; *Précis de bactériologie.*

Courmont (Paul), Conférences de pathologie interne, semestre d'hiver 1906 : *la Néphrite scarlatineuse.*

Daireaux, Scarlatine apyrétique *(Bulletin médical,* Paris, 1904).

Delacoud, Académie de médecine.

— *Le Syndrome adénoïdien. Appendicite chronique* (thèse de Paris, 1904).

Delorme (E.), de l'Epidémiologie des casernes *(Revue d'hygiène et de médecine légale,* juin 1908).

Delot et Bourcart, Recherches sur l'agglutination du streptocoque dans la scarlatine *(Revue mensuelle des maladies de l'enfance,* Paris, 1905).

Dopter, Régime déchloruré préventif dans la scarlatine *(Bulletin et Mémoires de la Société médicale des hôpitaux de Paris,* 1905).

— Sur l'agglutination des streptocoques recueillis chez les scarlatineux *(Comptes rendus de la Société de biologie,* 1904).

Duclaux, *Annales de l'Institut Pasteur,* 1887.

Dufour, Alimentation dans la scarlatine *(Bulletins et Mémoires de la Société médicale des hôpitaux de Paris,* 1905).

Dufour et Giroux, Scarlatine et troubles mentaux passagers *(Bulletins et Mémoires de la Société médicale des hôpitaux de Paris,* 1905).

Dufour, l'Alimentation dans la scarlatine et compléments de statistique *(Bulletin et Mémoires de la Société médicale des hôpitaux de Paris,* 1905).

Duval, Die Protozoon des Scharlachfiebers *(Wirch. Archiv.,* 1904).

Ekholm, Zur Scharlachübertragung durch Milch *(Zeitschrift für Kinder Med.,* Berlin, 1903).

Escherich, Die Erfolge der Serumbehandlung des Scharl. (Communication au Congrès de Madrid ; *Wiener klin. Woch.,* 1903).

Ferry, *Etude clinique sur les adénopathies appendiculaires* (thèse de Paris, 1900).

Fiessinger, De la Spontanéité de la scarlatine *(Gazette médicale des hôpitaux de Paris,* 9 et 10 mars 1893).

— Les Eruptions au cours des épidémies de scarlatine *(Revue générale de clinique et de thérapeutique,* Paris, 1896).

Gabritschewsky, Ueber streptokokken vaccine und deren Ver-

wendung bei die Druse der Pferde und dem Scharlach der Menschen *(Centralblatt für Bact.*, Bd. XLI,
1906).

GAGNIÈRE, Grippe et appendicite *(Gazette des hôpitaux de Paris*, 1899).

GARLIPP, Urotropin bei Scharlach zur Verhütung von Nephritis *(Med. Klinik*, 1905).

GERRART, On the possible local nature of scarlet fever *(Lan-
cet*, London, 1904).

GESCHWIND, Relation d'une épidémie de scarlatine à rechute
au 6e bataillon de chasseurs, à Romorantin *(Archives
de médecine militaire*, 1883).

GIRARD, *Bulletin et Mémoires de la Société médicale des
hôpitaux de Paris*, 1865, p. 157.

GLAESER, Symptôme typhique dans un cas de scarlatine
(Deutsche med. Woch., 1885).

GUELLANT (LE), *Essai sur les phénomènes prurigineux que
l'on rencontre au cours de la scarlatine*, Paris, 1885.

GUINON, *Traité de Charcôt-Bouchard-Brissaut.*

HARDY, *Traité des maladies de la peau. Erythèmes scarlatiniformes.*

HEUBER, *Wiener med. Woch.*, 1904.

HEUBNER, Zur Incubation des Scharlachs. *(Berliner klin.
Woch.*, 1904).

HIRSCH, Ueber Behandlung der Streptokokkie mit dem anti-
treptokokken Serum *(Allgemeine Medizinzeitung*, 1904).

— Etude d'histoire et de géographie médicale de la scarlatine *(France médicale*, Paris, 1905).

HUBER, Zur Scharlach Incubation *(Deutsche Archiv. für klin.
Med.*, Leipzig, 1876).

— Incubation and contagion of scarlet fever *(New-York.
med. Gazette*, 1852).

HUMPHREYS, Perityphlitis complicating tonsillitis *(Brit. med.
Journal*, London, 1891).

HUTINEL, Appendicite et maladies infectieuses *(Journal des
praticiens*, 1908).

IOGICHES, *Centralblatt für Bact.*, t. XXXVI, p. 692.

JACCOUD, de la Température et de l'albuminurie dans la scarlatine *(Gazette des hôpitaux de Paris*, 1885).

— Erysipèle et scarlatine *(Gazette des hôpitaux de Paris*,
18 juin 1895).

JEANSELME, Des fausses rechutes et récidives dans la scarlatine *(Archives générales du Nord*, juin-juillet 1892).

Josias, Sérothérapie dans la scarlatine (*Tribunal médicale*, Paris, 1896).

Joy, Return cases of scarlet fever (*Brit. mer. Journal*, 1902, p. 641).

Kaufmann, Scarlatine et appendicite (*Bulletin de la Société des hôpitaux de Paris*, 1907).
— Thèse de Paris, 1907.

Kaupe, Icterus nach Scharlach (*Sahrbuch für Kinderheilkunde*, 1903).
— Icterus in Verlaufe von Scharlach (*Mün. med. Woch.*, 1906).

Kelsch, *Traité des maladies épidémiques*.
— Apréciation du rôle de la contagion dans les fièvres éruptives (*Caducée*, Paris, 1902).

Klein, The anatom. charge of the Kidney and lymphat glands in scarlatin (*Transacts of the Pathol. Soc.*, London, 1877).

Langowoy, Beobachtungen über die Wirkung der Scharlach streptokokken vaccine (*Centralblatt für Bact.*, 1906).

Laveran, *Traité des maladies épidémiques des armées*.

Lemoine, *Contagion de la scarlatine*, 1895.
— *Le Streptocoque dans la scarlatine et ses complications*, 1896.
— Eruption scarlatineuse localisée à la face (*Bulletins et Mémoires de la Société médicale des hôpitaux de Paris*, 1897).
— *Société de médecine militaire*.
— Scarlatine apyrétique chez une tuberculeuse (*Nord médical*, Lille, 1896).

Letulle et Weinberg, Histologie pathologique de l'appendicite (*Presse médicale*, 1897).

Lian, de la Valeur diététique et de l'action thérapeutique des différents régimes alimentaires dans la scarlatine (*Journal de physiologie et de pathologie générale*, novembre 1907).

Mahaut, *la Scarlatine à Nancy et dans la région* (thèse, 1906).

Marsh, Antistreptokokkus serum in toxic scarlet fever (*Brit. med. Journal*, 1905, p. 355).

Mascarel, de la Virulence des germes scarlatineux (*Archives de médecine militaire*, 1888).

Mendelsohn, Erfahrungen über die Behandlung des Scharlachs mit Antistreptokokken serum *(Deutsche med. Woch.*, 1905).

MERKLEN, Appendicite grippale *(Bulletins et Mémoires de la Société médicale des hôpitaux de Paris*, 1900).

MITCHELL, Amygdalitis gollowed by appendicitis nephritis and endocarditis *(Arch. Pediat.*, New-York, 1903).

MOLLARD, *Contribution à l'étude des rechutes dans la scarlatine* (thèse de Paris, 1905).

MOSER, Agglutination bei Scharlach *(Berliner klin. Woch.*, 1902).

— Conférence du D' Moser à Carlsbad, 74ᵉ Assemblée des naturalistes et médecins allemands *(Berliner. klin. Woch.*, 1902).

— *Ueber die Behandlung des Scharlachfiebers mi teinem Scharlachstreptocokkenserum.*

— Die Serum-behandlung bei Scharlach *(Wiener med. Woch.*, 1901).

— Ueber Antistreptokokkenserum bei Scharlach *(Berliner klin. Woch.*, 1904).

NASON (E.-N. et Œ.-S.), Mort rapide dans la scarlatine accompagnée de symptômes gastro-intestinaux aigus *(Brit. med. Journal*, 30 avril 1892).

NEDRIGALLOW, Zur Frage über die specifische Natur des Scharlachstreptokokkus *(Centralblatt für Bact.*, 1906).

NOTIN, *Scarlatine et streptococcie* (thèse de Lyon, 1900-1901).

PALMIRSYY, Uber Scharlach und über den serum antiscarlatinosum *(Medycyna*, nᵒ 5, 1905).

PALSCHOOWSKY, Urotropine as a prophylactic in scarlet fever nephritis *(Therapist*, London, 1905).

PATER, Action du régime achloruré sur les variations de poids au cours de la scarlatine *(Presse médicale*, Paris, 1905, p. 319-320).

PAWLOSKI et SACHAROFF, Ueber vier mit Moserchem antistreptokokken serum behandelte Scharlachfälle *(Centralblatt für Bakt.*, 1905).

PERDRIAT, *Erythèmes scarlatiniformes* (thèse de Paris, 1896).

PIQUÉ, Sur un travail de M. Chevassu. Péritonite consécutive à une appendicite au cours d'une convalescence de scarlatine *(Bulletins et Mémoires de la Société médicale des hôpitaux de Paris*, 1896).

POPISCHILL, Mosers Scharlach Streptocokken Serum *(Wien. klin. Woch.*, 1903).

RAPIN, Transmission de la scarlatine au chat (*Progrès médical*, Paris, 1901).

RAUZIER, Traitement de la scarlatine (*Leçons cliniques*, Montpellier, été 1905).

REINIGE, Ein Interessanter Scharlachfall (*Jahres Bericht*, 1904).

RILLET et BARTHEY, *Traité des maladies des enfants.*

ROGER, *les Maladies infectieuses*, Paris, 1902.

ROGER et PETER, les Angines (*Dictionnaire Dechambre*).

ROGER, la Forme légère de la scarlatine (*les Maladies infectieuses*, Paris, 1902).

ROSSIWAL et SCHIK, Uper specifische Agglutination von Streptokokken aus Scharlachanginen und extabuccalen Primär affect (*Winer klin. Woch.*, 1904).

RUSSEL, A case of fatal vaccination, infection wich ressembled appendicitis (*J. Am. Med. Ass. Chicago*, 1902).

SACQUÉPÉE, Formule hémo-leucocytaire de la scarlatine (*Archives générales de médecine expérimentale*, 1902, p. 101).

SANNÉ, Art. *Dictionnaire Dechambre.*

SAUNDERS, The prophylaxis and traitement of scarlet fever (*Jahrersbericht*, 1904).

SÉE (G.), De la scarlatine. Marche de la température dans les fièvres éruptives (*Journal des praticiens*, Paris, 1879).

SCHICK, le Traitement de la scarlatine (*Berlin. klin. Woch.*, 1907).

SCHOULL, Note sur la photothérapie dans la scarlatine. Longue durée de la contagion de cette affection (*Bulletin de thérapeutique*, Paris, 1902).

SEVESTRE, *Bulletins et Mémoires de la Société médicale des hôpitaux de Paris*, 1905-1906.

— Sur les anomalies de la scarlatine (*Société médicale des hôpitaux de Paris*, 1898).

SICARD, Chloruration et poussée albuminurique consécutive chez un scarlatineux, sans augmentation de poids (*Bulletins et Mémoires de la Société médicale des hôpitaux de Paris*, 1905).

SIEGEL, Untersuchungen über die Aetiologie der Scharlachs (*Jahresbericht für Medizin*, 1904).

SIMONIN, Manifestations appendiculaires au cours de quelquesm aladies infectieuses (*Bulletins et Mémoires de*

la *Société médicale des hôpitaux de Paris*, t. XVIII,
p. 1388-1409).

SIMONIN, Scarlatine et tuberculose (*Société médicale des hôpitaux de Paris*, 27 juin 1902).

SMOUKLER, Un cas de scarlatine compliqué au vingtième jour par ictère (*Egened*, Saint-Pétersburg, 1900).

SOKAL, Eine Scharlachepidemie in Galizien (*Reich. med. Anzeiger*, 1905).

SOMMERSET, The early course and diagnosis of scarlet fever (*New-York. med. Journal*, 1905).

STICKLER, Scarlet fever reproduced by innoculed (*New-York. med. Journal*, vol. LXI, p. 362).

STOUPY, Exanthème plantaire précoce et constant dans la scarlatine (*Archives de médecine et de chirurgie militaires*, Paris, 1901).

TEISSIER (J.), *les Albuminuries curables*, Baillère.

TINGWALL, Eine durch Milch verursachte Scharlach epidemie (*Hygien Rundschau*, Berlin, 1904).

VARIOT et DEVÉ, Sur le polymorphisme des angines de la scarlatine et sur les relations du processus angineux avec l'évolution du cercle thermique (*Bulletins et Mémoires de la Société médicale des hôpitaux de Paris*, 1900).

VARIOT et ROY, Nouvelles recherches cliniques sur le processus angineux dans la scarlatine chez les enfants et ses irradiations (*Bulletins et Mémoires de la Société médicale des hôpitaux de Paris*, 1902).

VARGAS, Vomitos incoercibles con acetonemia como complicatione de la escarlatina (*Gazette med. de Mexico*, 1906).

VEAU, Scarlatine et appendicite (*Bulletin de la Société de pédiatrie de Paris*, 1907).

WEBER, Amygdalite et appendicite (*Münch. med. Woch.*, 30 décembre 1902).

WEIR, Plusieurs cas inaccoutumés d'appendicite (*Med. Rec.*, 1901).

WEILL, *Précis de médecine infantile*.

WEISBEKER, Heilsame gegen Typhus-Scharlach-Pneumonie (*Zeitschrift für klin. Med.*, 1897).

— *Eine neue Serotherapie*, 1903.

WERTHEIMER, *Münch. med. Woch.*, juillet 1891.

VIDAL et BEZ, *Société médicale des hôpitaux*, 27 juillet 1894.

VINCENT, *Cours d'hygiène*, Val-de-Grâce, 1908.

De Vœ, High temper in scarlet and meales as related to gas-
tro-intest. toxins and fermentations (*Pediatric New-
York*, 1901).

Zilgien, Mode et durée de la contagion dans la scarlatine
(*Journal de médecine infantile*, juin 1908).

TABLE DES MATIÈRES

Lyon. — Imprimerie A. REY et Cⁱᵉ, 4, rue Gentil. — 50322

Lyon. — Imprimerie A. Rey et Cie, 4, rue Gentil. — 50322

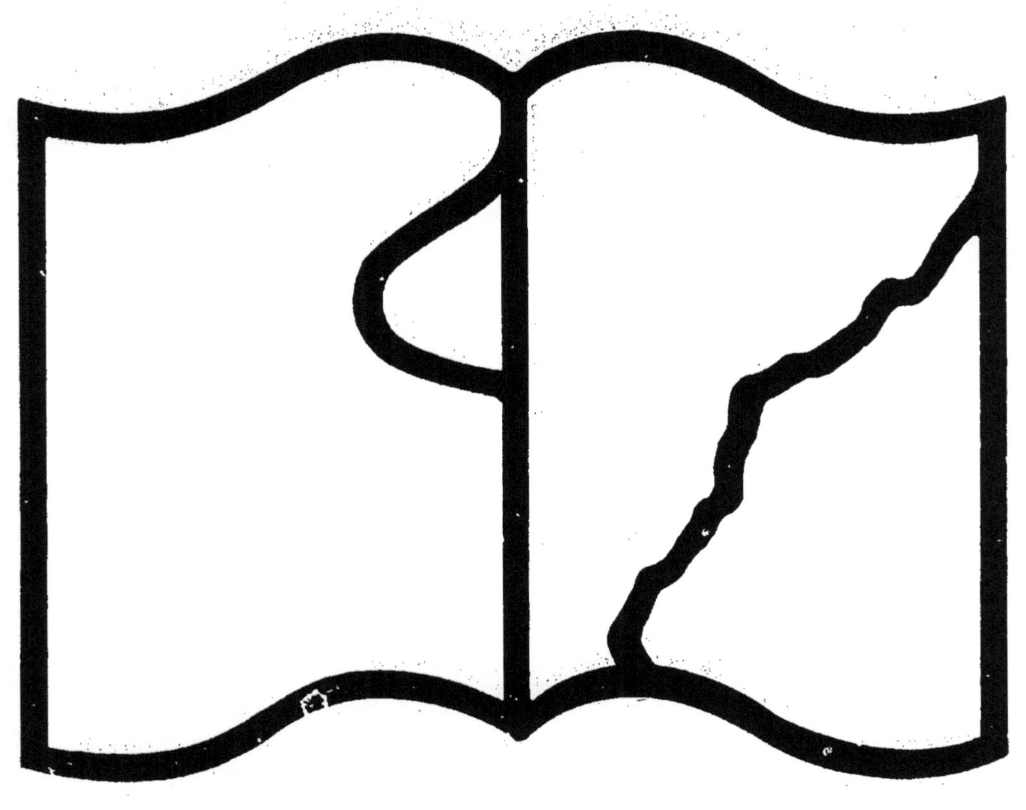

Texte détérioré -- reliure défectueuse

NF Z 43-120-11